増刊 レジデントノート

Vol.20-No.2

電解質異常の診かた・考え方・動き方

緊急性の判断からはじめる First Aid

今井直彦／編

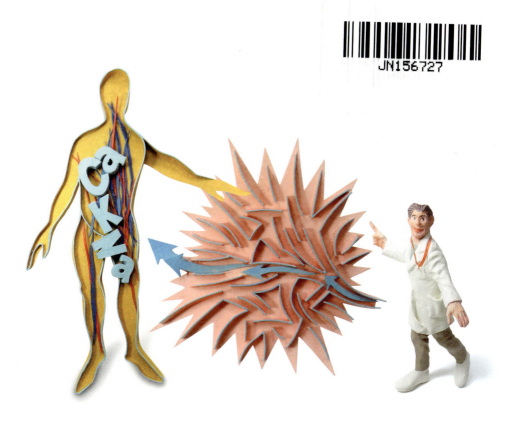

羊土社
YODOSHA

謹告

　本書に記載されている診断法・治療法に関しては,発行時点における最新の情報に基づき,正確を期するよう,著者ならびに出版社はそれぞれ最善の努力を払っております.しかし,医学,医療の進歩により,記載された内容が正確かつ完全ではなくなる場合もございます.

　したがって,実際の診断法・治療法で,熟知していない,あるいは汎用されていない新薬をはじめとする医薬品の使用,検査の実施および判読にあたっては,まず医薬品添付文書や機器および試薬の説明書で確認され,また診療技術に関しては十分考慮されたうえで,常に細心の注意を払われるようお願いいたします.

　本書記載の診断法・治療法・医薬品・検査法・疾患への適応などが,その後の医学研究ならびに医療の進歩により本書発行後に変更された場合,その診断法・治療法・医薬品・検査法・疾患への適応などによる不測の事故に対して,著者ならびに出版社はその責を負いかねますのでご了承ください.

序

　電解質異常はすべての医師がその日常診療において診る機会がある"異常"である．その初期対応の遅れは重篤な結果につながることも少なくない．このため電解質異常の初期対応を担うことが多い研修医や専修医の先生はその初期対応に精通している必要がある．

　本書では電解質異常として高ナトリウム血症，低ナトリウム血症，高カリウム血症，低カリウム血症，高カルシウム血症，低カルシウム血症，高リン血症，低リン血症，高マグネシウム血症，低マグネシウム血症の10項目をとりあげた．これらは，直ちに何かをしなくてはいけない，つまり緊急性のある電解質異常であることも，明日みてもよい，つまり緊急性のない電解質異常であることもある．この両者の鑑別，そしてそれぞれにおいてまず何をすればよいのか，そして次に何をすればよいのかが大事となる．

　総論として第1章では最も大事な電解質異常の緊急性の有無について，第2章では電解質異常の症状と心電図異常について，そして第3章では臨床で常に問題となる電解質異常に注意すべき薬剤，高齢者や担癌患者の電解質についてとりあげた．続く各論では第4章で各電解質についてその症状，原因，診断，そして治療についてわかりやすく解説し，それを踏まえて最終章の第5章では各電解質について緊急性のある電解質異常を計13症例，そして緊急性のない電解質異常を計13症例，典型的な症例を通して学べるようにした．

　本書を読むことで迷いがちな電解質異常に対する診かたや考え方，さらに動き方まで理解することができる内容となっている．電解質異常のFirst Aidとして本書を活用していただければ幸いである．

2018年3月吉日

川崎市立多摩病院腎臓・高血圧内科
今井直彦

増刊 レジデントノート
Vol.20-No.2

電解質異常の診かた・考え方・動き方
緊急性の判断からはじめるFirst Aid

序 ……………………………………………………………………………今井直彦　3　(157)

第1章　総論：電解質異常の緊急性

1. 電解質異常の緊急性の有無 ………………………………………今井直彦　10　(164)
　　1. 緊急性の有無について　2. "症候性"の有無について　3. 治療について

第2章　総論：電解質異常でみられる症状と心電図異常

1. 電解質異常でみられる症状と
　　電解質異常を疑うポイント ………………………………………大迫希代美　14　(168)
　　1. 高ナトリウム血症　2. 低ナトリウム血症　3. 高カリウム血症　4. 低カリウム血症　5. 高カルシウム血症　6. 低カルシウム血症　7. 高リン血症　8. 低リン血症　9. 高マグネシウム血症　10. 低マグネシウム血症　● Advanced Lecture：Refeeding症候群

2. 電解質異常でみられる心電図異常 ………………………孫　楽，水野　篤　20　(174)
　　1. 心電図を構成する電解質　2. 高カリウム血症　3. 低カリウム血症　4. 高カルシウム血症　5. 低カルシウム血症　6. 高・低マグネシウム血症

第3章　総論：薬剤，高齢者，担癌患者と電解質異常

1. 電解質異常に注意すべき薬剤 ……………………………………龍華章裕　30　(184)
　　1. 薬剤性Na濃度異常　2. 薬剤性K濃度異常　3. 薬剤性Ca濃度異常　● Advanced Lecture：高カルシウム血症はループ利尿薬のような役割を果たす　4. 薬剤性P濃度異常　5. 薬剤性Mg濃度異常　● Advanced Lecture：Mg欠乏が低カリウム血症を引き起こす理由

2. 高齢者と電解質異常 ……………………………………………………小板橋賢一郎　37　(191)
1. 高齢者に生じる生理的な変化　2. 高齢者の電解質異常

3. 担癌患者と電解質異常 ………………………………………………………宮内隆政　42　(196)
1. 低ナトリウム血症　2. 高カルシウム血症　3. 高カリウム血症　4. 低カリウム血症　● Advanced Lecture：腫瘍崩壊症候群（tumor lysis syndrome：TLS）　5. 電解質異常の治療

第4章　各論：電解質異常の症状，原因，診断，治療

1. 高ナトリウム血症 …………………………………………………………………佐々木 彰　52　(206)
1. 症状　2. 原因　3. 診断　4. 治療

2. 低ナトリウム血症 …………………………………………………………………座間味 亮　58　(212)
1. 症状　2. 原因　3. 診断　4. 治療

3. 高カリウム血症 ………………………………………………………………………今井直彦　64　(218)
1. 症状　2. 原因　3. 診断　4. 治療

4. 低カリウム血症 ………………………………………………………………………加藤規利　70　(224)
1. 症状　2. 原因　● Advanced Lecture：低マグネシウム血症による低カリウム血症　3. 診断　4. 治療

5. 高カルシウム血症 …………………………………………………………………駒場大峰　78　(232)
1. 症状　2. 原因　3. 診断　4. 治療

6. 低カルシウム血症 …………………………………………………………………河原崎宏雄　83　(237)
1. 症状　2. 原因　3. 診断　4. 治療

7. 高リン血症 ………………………………………………………………………………谷澤雅彦　89　(243)
1. 症状　2. 原因　3. 診断　4. 治療

8. 低リン血症 ………………………………………………………………………………塚原知樹　96　(250)
1. 症状　2. 原因　3. 診断　4. 治療　● Advanced Lecture：FGF23とKlotho

9. 高マグネシウム血症 ……………………………………………… 上原温子 101 (255)
　　　　1. 症状　2. 原因　3. 診断　4. 治療

10. 低マグネシウム血症 ……………………………………………… 志水英明 107 (261)
　　　　1. 症状　2. 原因　● Advanced Lecture：低マグネシウム血症が引き起こす電解質異常の機序
　　　　3. 診断　4. 治療

第5章　症例から学ぶ電解質異常の診かた・考え方・動き方

1. 緊急性がある症例にどう対処する？

①症候性の高ナトリウム血症と細胞外液量低下の症例 ……………… 米谷拓朗, 佐々木 彰 116 (270)
痙攣発作を呈した症候性高ナトリウム血症の症例　1. 緊急性があると判断した理由　2. 本症例の診かた・考え方　● Advanced Lecture：自由水欠乏量の計算　3. 本症例への対応　細胞外液量低下の高ナトリウム血症の症例　1. 緊急性があると判断した理由　2. 本症例の診かた・考え方　● Advanced Lecture：輸液を考えるための3要素　3. 本症例への対応

②重症症候性の低ナトリウム血症の症例と過剰補正された症例 ……………………… 座間味 亮 122 (276)
尿酸低下を伴う症候性低ナトリウム血症の症例　1. 緊急性があると判断した理由　2. 本症例の診かた・考え方　3. 本症例への対応　過剰補正された低ナトリウム血症の症例　1. 緊急性があると判断した理由　2. 本症例の診かた・考え方　3. 本症例への対応

③透析患者の高カリウム血症の症例 ………………………………… 今井直彦 125 (279)
1. 緊急性があると判断した理由　2. 本症例の診かた・考え方　3. 本症例への対応

④高齢者と高血圧患者の低カリウム血症の症例 …………………… 加藤規利 128 (282)
心臓手術後で多数の内服薬がある低カリウム血症の症例　1. 緊急性があると判断した理由　2. 本症例の診かた・考え方　3. 本症例への対応　高血圧患者の低カリウム血症の症例　1. 緊急性があると判断した理由　2. 本症例の診かた・考え方　3. 本症例への対応　● Advanced Lecture：1. 初診で未治療の高血圧患者に出会ったら，必ず二次性高血圧の検索を行う　2. QT延長の見方

⑤悪性腫瘍に伴う高カルシウム血症の症例 ………………………… 駒場大峰 133 (287)
1. 緊急性があると判断した理由　2. 本症例の診かた・考え方　3. 本症例への対応　● Advanced Lecture：抗RANKL抗体 デノスマブ：新たな治療オプション

⑥甲状腺摘出後の低カルシウム血症の症例 ………………………… 河原崎宏雄 135 (289)
1. 緊急性があると判断した理由　2. 本症例の診かた，考え方　3. 本症例への対応　● Advanced Lecture：hungry bone症候群

⑦造血器腫瘍治療中に発生した高リン血症の症例 …………谷澤雅彦 137 (291)
1. 緊急性があると判断した理由　2. 本症例の診かた・考え方　3. 本症例への対応

⑧筋力低下を伴った低リン血症の症例 …………………………塚原知樹 140 (294)
1. 緊急性があると判断した理由　2. 本症例の診かた・考え方　3. 本症例への対応

⑨致死的な症状を伴った高マグネシウム血症の症例 ………上原温子 142 (296)
1. 緊急性があると判断した理由　2. 本症例の診かた・考え方　3. 本症例への対応

⑩アルコール依存の病歴のある
低マグネシウム血症の症例 ………………………………………志水英明 144 (298)
1. 緊急性があると判断した理由　2. 本症例の診かた・考え方　●Advanced Lecture：「硫酸マグネシウム　2ｇ投与」実際どれだけ投与すればいいの？　3. 本症例への対応

2. 緊急性がない症例にどう対処する？
①中枢神経症状に乏しい高ナトリウム血症と
細胞外液量増加の症例 ……………………………米谷拓朗, 佐々木 彰 148 (302)
中枢性尿崩症による高ナトリウム血症の症例　1. 緊急性がないと判断した理由　2. 本症例の診かた・考え方　●Advanced Lecture：血清Na濃度はいくら上昇するか　3. 本症例への対応　細胞外液増加の高ナトリウム血症の症例　1. 緊急性がないと判断した理由　2. 本症例の診かた・考え方　●Advanced Lecture：5％ブドウ糖液も細胞外液に分布する　3. 本症例への対応

②脱水に伴う低ナトリウム血症の症例 ……………………………座間味 亮 154 (308)
1. 緊急性がないと判断した理由　2. 本症例の診かた・考え方　3. 本症例への対応

③腎臓病患者の高カリウム血症の症例 ………………………………今井直彦 156 (310)
慢性腎臓病患者の薬剤性高カリウム血症の症例　1. 緊急性がないと判断した理由　2. 本症例の診かた・考え方　3. 本症例への対応　急性腎障害に伴う高カリウム血症の症例　1. 緊急性がないと判断した理由　2. 本症例の診かた・考え方　3. 本症例への対応

④合併症を伴った低カリウム血症の症例 ……………………………加藤規利 162 (316)
1. 緊急性がないと判断した理由　2. 本症例の診かた・考え方　3. 本症例への対応　●Advanced Lecture：低K，低Caの合併をみたら，低Mgの存在を疑う

⑤外来患者の高カルシウム血症の症例 ………………………………駒場大峰 165 (319)
健診で指摘された高カルシウム血症の症例　1. 緊急性がないと判断した理由　2. 本症例の診かた・考え方　3. 本症例への対応　●Advanced Lecture：Hungry bone syndromeの病態　高齢CKD患者の高カルシウム血症の症例　1. 緊急性がないと判断した理由　2. 本症例の診かた・考え方　3. 本症例への対応

⑥慢性腎臓病とビタミンD欠乏症の
　低カルシウム血症の症例……………………………………河原崎宏雄 168 (322)
　　1. 緊急性がないと判断した理由　2. 本症例の診かた・考え方　3. 本症例への対応　●Advanced
　　Lecture：天然型ビタミンDと活性型ビタミンD

⑦血液透析導入時に発症した高リン血症の症例…………谷澤雅彦 170 (324)
　　1. 緊急性がないと判断した理由　2. 本症例の診かた・考え方　3. 本症例への対応

⑧DKAを伴った低リン血症の症例………………………………塚原知樹 172 (326)
　　1. 緊急性がないと判断した理由　2. 本症例の診かた・考え方　3. 本症例への対応　●Advanced
　　Lecture：リン補充が推奨されるとき，されないとき

⑨CKD患者に生じた高マグネシウム血症の症例……………上原温子 174 (328)
　　1. 緊急性がないと判断した理由　2. 本症例の診かた・考え方　3. 本症例への対応

⑩コントロール不良の糖尿病を伴った
　低マグネシウム血症の症例………………………………………志水英明 176 (330)
　　1. 緊急性がないと判断した理由　2. 本症例の診かた・考え方　3. 本症例への対応

● 索引 ………………………………………………………………………………… 178 (332)

● 執筆者一覧 ………………………………………………………………………… 181 (335)

第 1 章

総論

電解質異常の緊急性

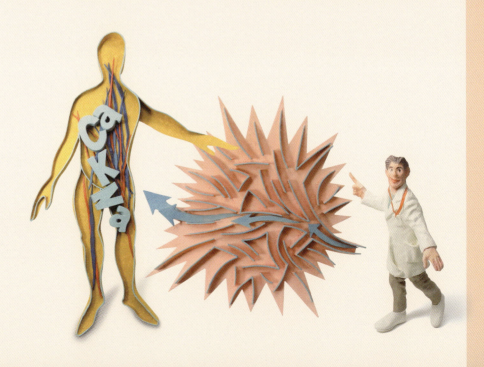

第1章　総論：電解質異常の緊急性

1. 電解質異常の緊急性の有無

今井直彦

Point

- 電解質異常はすべての医師が診る機会がある"異常"である
- 電解質異常の緊急性はその異常値の絶対値"のみ"で決まるものではない
- "症候性"の電解質異常は緊急性があると考える必要がある

はじめに

　電解質異常はすべての医師がその日常診療において診る機会がある"異常"である．血清Naや血清Kの異常は，通常の採血からみつかることも多く，特にその頻度が高い．その一方で，血清Ca，血清Mg，血清Pの異常は，通常は採血されないことも多く，症状や基礎疾患などから疑うことが重要となる．いずれの電解質異常も緊急性のある電解質異常と緊急性のない電解質異常に大別され，臨床上はこの判断が最も重要となる．

1. 緊急性の有無について

　電解質異常の診かたはその電解質異常によらずほぼ共通している（図）[1]．電解質異常が報告または確認されたら，まずは緊急性の有無を判断する．緊急性の有無は電解質異常の絶対値のみで必ずしも決まるものではない．**電解質異常の程度は軽度であっても"症候性"であれば緊急性があると判断する**．慢性の場合と比較して急性の場合には電解質異常が軽度であっても"症候性"となることが多い．どの症状や所見があれば"症候性"であると判断するかは診ている電解質異常によってさまざまである．

2. "症候性"の有無について

　"症候性"の有無については，意識障害などの症状や不整脈や心電図変化などの心電図異常などの所見の有無がその判断の中心となる（表）．そのためには**バイタルサイン**，神経症状や筋症状を中心とした**身体所見**，**検査所見**（血液，尿，心電図など）の3つが重要となる．

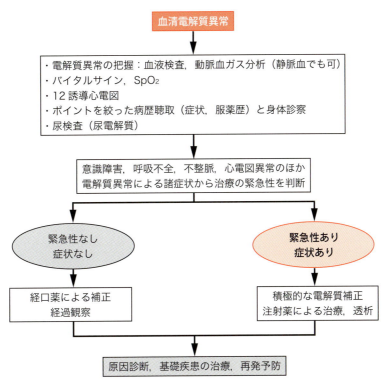

図　電解質異常に対する初期診療アルゴリズム
文献1より引用

表　各電解質異常でみられる所見

電解質異常	意識障害	脱力・筋力低下	多尿	不整脈・心電図変化
高ナトリウム血症	○			
低ナトリウム血症	○			
高カリウム血症		○		○
低カリウム血症		○	○	○
高カルシウム血症	○	○	○	○
低カルシウム血症	○	○		○
高リン血症*	○	○		○
低リン血症	○	○		○
高マグネシウム血症	○			○
低マグネシウム血症	○	○		○

＊付随する低カルシウム血症による症状が主体

3. 治療について

　緊急性がある場合には静注薬や血液透析による"積極的"な電解質補正が行われる．ここでいう"積極的"な電解質補正とは必ずしも正常値に戻すことを意味していないことに注意が必要である．例えば，Na異常症の場合には過度の補正をしないことが特に重要である．緊急性がない場合にはその原因の診断および治療と並行して経口薬による補正や内服薬の調節などが行われることが多い．

● **ワンポイントアドバイス**

専門医への引き継ぎ
電解質異常の背景には必ず原因や基礎疾患が存在する．緊急性がある場合には初期治療が優先されるが，初期治療の終了後はその原因や基礎疾患に目を向ける必要がある．その原因や基礎疾患を明らかにし，その治療を専門医に依頼することが再発予防の観点からも重要である．

おわりに

電解質異常はその適切な治療が重要であるが，それと同時に再発予防もまた同じくらい重要である．特に医原性の電解質異常についてはその再発予防に細心の注意を払う必要がある．

文献・参考文献

1) 沼部敦司：電解質異常．日本内科学会雑誌，101：1698-1707，2012

プロフィール

今井直彦（Naohiko Imai）
川崎市立多摩病院腎臓・高血圧内科

第2章

総論
電解質異常でみられる症状と心電図異常

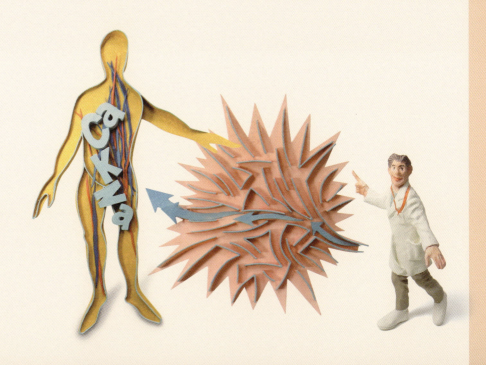

第2章 総論：電解質異常でみられる症状と心電図異常

1. 電解質異常でみられる症状と電解質異常を疑うポイント

大迫希代美

Point

- 電解質異常はそのハイリスク群を常に意識することが大事である
- 日常的に検査されることが少ないCa，P，Mgは電解質異常が見逃されることが少なくない
- Ca，P，Mgは病歴，身体所見，症状などから電解質異常を疑うことが特に重要である

はじめに

電解質異常は検査値異常として知る場合もあれば，病歴や症状などより電解質異常を疑うこともある．特に，日常的に必ずしも測定されないCa，P，Mgの異常はまずは疑うことが必要となる．身体診察は電解質異常を疑ううえで特に重要である．以下にそれぞれの電解質異常でみられる症状と電解質異常を疑うポイントを記載する．

1. 高ナトリウム血症 （第4章1参照）

高ナトリウム血症では**高浸透圧血漿**により細胞内脱水をきたし，**口渇，嗜眠，昏睡，せん妄，痙攣，意識障害**などの神経症状がみられる．一般に，意識レベルは高ナトリウム血症の重症度と相関する．脳内出血・くも膜下出血をきたす危険性もあることを忘れてはならない．
口渇・飲水行動がある場合に高ナトリウム血症となることはほとんどない．高齢者，意識障害，不感蒸泄の増加（発熱，熱傷など），胃管やドレーンなどの排液量の増加，利尿薬の多用／乱用などは高ナトリウム血症のハイリスク群である．また中枢性尿崩症の患者は非常に冷たい水を好むことも特徴である．

2. 低ナトリウム血症 （第4章2参照）

低ナトリウム血症の症状は脳浮腫に伴う頭蓋内圧亢進症状が主体となる．軽度の低ナトリウム血症では無症状のことが多い．しかし自覚症状のない軽度な低ナトリウム血症でも骨折の合併が高いことが知られている．これは一部には低ナトリウム血症による注意力低下や筋力低下に起因

するが，その一方で破骨細胞の活性亢進の関与も示唆されている．血清Na値がさらに低下すると傾眠，無気力などの軽い意識障害を認め，不全麻痺やBabinski徴候の減弱も認める場合もある．なお，血清Na濃度の変化が急速または高度になると，神経症状はより目立ち，脳浮腫・脳ヘルニア，意識障害や痙攣など重篤な症状を引き起こすことがあるので留意する．

吐気，転倒，軽度の意識障害を主訴に外来を受診し，低ナトリウム血症による症状であったということは稀ではない．また重度の嘔気や嘔吐，術後など不適切なADH分泌が予想される患者では，低ナトリウム血症を常に念頭に置く必要がある．水中毒が疑われる患者や，相対的な溶質摂取不足が疑われる患者も注意であり，病歴聴取が大事なポイントとなる．体液量評価は重要であるが，実際の臨床現場ではほかの要因と複雑に絡み合い低ナトリウム血症を形成していることも多く，体液量評価による低ナトリウム血症の鑑別は難しいことが多い．

3. 高カリウム血症 （第4章3参照）

高カリウム血症の症状は**食欲不振や倦怠感，息切れなど非特異的である．筋力低下・弛緩性麻痺，感覚障害などを生じる場合もある**．見落としがちな重要な心電図所見は徐脈であり，徐脈をみたら迅速に血清K値を測定する必要がある．しかし高カリウム血症にもかかわらず徐脈を含む，心電図変化が全くみられない場合もあり，**高カリウム血症の心電図変化は「なんでもあり」である**．

Kの慢性調整である尿中排泄によるところが大きいが，特に無尿患者では便中排泄が重要となる．このため，無尿患者への大量の輸血製剤の投与や無尿患者の便秘時などには高カリウム血症に注意が必要となる．乏尿の急性腎障害や，外傷，血腫，横紋筋融解症，腫瘍崩壊症候群では進行性に高カリウム血症をきたすことが多いため，頻回に血清K値をフォローすることが必要となる．

4. 低カリウム血症 （第4章4参照）

低カリウム血症は**無症状のことが多いものの，軽度〜中等度の低カリウム血症では筋力低下や疲労感を自覚することもある**．筋力低下は下肢，四頭筋に始まり，深部腱反射は低下することが多い．さらに関節炎のような筋肉痛や，こむら返りを訴えることもある．血清K値2.5 mEq/L以下といった高度の低カリウム血症では，不整脈，横紋筋融解，呼吸筋の筋力低下による呼吸不全をきたす．甲状腺機能亢進症に関連した低カリウム血症性周期性四肢麻痺は，若年男性，夏場，運動後，炭水化物摂取後に多い．

慢性的な低カリウム血症により尿細管障害をきたす低カリウム性腎症では，尿の濃縮力低下，夜間の多尿／多飲を認め，末期腎不全に進行することもある．筋力低下，神経性食思不振症，吐きダコ，下剤や利尿薬の多用／乱用，重度の下痢，アルコール依存などは低カリウム血症を疑うポイントとなる．低カリウム血症を診たら血清Mg値の測定は必須である．

5. 高カルシウム血症（第4章5参照）

　高カルシウム血症の症状は血中Ca値12 mg/dL以上で出現することが多い．心電図変化としてはQT短縮や徐脈などをきたすことがある．**倦怠感や易疲労感，脱力感などの非特異的な全身症状を認めることが多い**．また思考力低下，さらには錯乱，昏睡などの重篤な精神症状が出現することもある．尿の濃縮力低下により多尿，そして脱水に伴う口渇，多飲を認め，ときには急性さらには慢性の腎機能障害をきたしうる．

　脱水になりやすい高齢者への骨粗鬆症の加療としてのCa製剤やビタミンD製剤の投与（カルシウム・アルカリ症候群）は注意が必要である．副甲状腺機能亢進症やサルコイドーシスは，慢性的な高カルシウム血症により腎臓や角膜などさまざまな場所に沈着し，腎結石・尿路結石や帯状角膜変性をきたすことで診断につながる場合も多くある．高カルシウム血症は症状からの診断は難しく，Ca製剤やビタミンD製剤の内服歴，悪性腫瘍の既往，長期臥床などは高カルシウム血症を疑うポイントであり，高カルシウム血症のハイリスク群であることを常に念頭に置いておく必要がある．

6. 低カルシウム血症（第4章6参照）

　低カルシウム血症の症状は補正Ca値7.0 mg/dL以下前後でみられることが多く，初期症状として手足・口周囲のしびれを訴える．さらには四肢の筋痙攣，助産師手位，重症例では下肢伸展と足底・つま先の屈曲を認め，喉頭筋の攣縮により喘鳴やチアノーゼ，呼吸困難の症状が現れることもある．代表的な診察徴候としてTrousseau徴候〔収縮期血圧より20 mmHg高く上腕を圧迫し，3分以内に手の異常感覚と筋収縮（助産師手位）が生じる，図1〕，Chvostek徴候（顔面神経を耳前で叩打すると顔面筋の収縮がみられる）がある（図2）．Trousseau徴候は低カルシウム血症患者の94％が陽性とされるが，Chvostek徴候に関しては低カルシウム血症患者の29％が陰性，健常人でも約10％が陽性であったという報告もあり注意が必要である．ほかにも急激なカルシウム濃度の低下により，心不全徴候や不整脈などを認める場合がある．慢性的な低カルシウム血症では知能低下や認知機能低下，基底核石灰化，錐体外路症状（Parkinson症状，ジストニア），抑うつや不安，ミオパチー，白内障，角結膜炎，皮膚乾燥，中手骨短縮などをきたす．

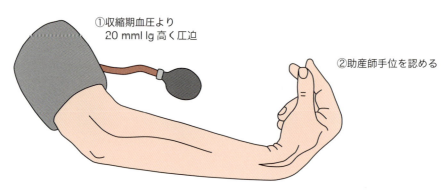

図1　Trousseau徴候
イラストは文献5より引用

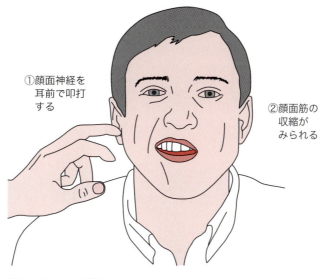

図2　Chvostek 徴候
イラストは文献5より引用

①顔面神経を耳前で叩打する
②顔面筋の収縮がみられる

7. 高リン血症（第4章7参照）

　高リン血症に**特異的な症状は存在しない**．しかし症候性の低カルシウム血症を伴った急性の高リン血症においては，間接的にテタニーなどの症状が出現する場合があり，心症状（心収縮力低下，不整脈）により致死的となることもある．

　慢性的な高リン血症は異所性石灰化・二次性副甲状腺機能亢進症の悪化を引き起こし，血管の硬化ひいては血管イベントのリスクとなる．化学療法や外傷・溶血などによる細胞崩壊が疑わしい患者や，腎不全患者，ビタミンD製剤やP製剤の内服歴のある患者では高リン血症に注意が必要である．

8. 低リン血症（第4章8参照）

　低リン血症の症状は血清P濃度＜1.0 mg/dLの高度低リン血症でみられることが多い．体内においてATP，2,3-DPGが産生できないことで症状が出現し，その結果として，**脳症，心収縮力低下，不整脈，近位筋障害，呼吸不全，嚥下障害，イレウス，横紋筋融解症，溶血性貧血，白血球機能低下（貪食能，遊走能），血小板機能低下（出血傾向）**などさまざまな臨床症状が認められる．肝予備能の少ない患者（肝障害や肝切除など）は低リン血症をきたしやすい．慢性下痢症の患者，低栄養患者やアルコール多飲者，敗血症や糖尿病性ケトアシドーシス，心不全，呼吸不全，人工呼吸器離脱困難などの患者において特に低リン血症に注意が必要である．

9. 高マグネシウム血症（第4章9参照）

　高マグネシウム血症では**神経筋毒性と心毒性**がみられ，血清Mg濃度と症状は相関する．初期

は多くが無症状であるが，血中Mg濃度4.8 mg/dL以上となると筋力低下や深部腱反射の低下，悪心・嘔吐などの症状が出現する．特に深部腱反射は8〜10 mg/dLを超えるとほとんど消失する．10 mg/dL以上となると傾眠傾向，四肢および呼吸筋の麻痺，イレウス，血管拡張による低血圧，徐脈が出現する．高度の高マグネシウム血症では，全身の骨格筋の麻痺や完全房室ブロック，心停止を生じる．

高マグネシウム血症の多くが，腎機能障害のある患者へのMg投与に起因するため，定期的な血清Mg値の測定に加え，上記症状出現時にはMg値の測定を行う必要がある．

10. 低マグネシウム血症 （第4章10参照）

血清Mg値は必ずしも体内Mg量を正確には反映していない．そのため血清Mg正常でもMg欠乏のことがあり，その場合には病歴や症状から判断する必要があることから，特にその症状を知っておく必要がある．低マグネシウム血症では**神経筋や全身性症状**，**心電図異常や不整脈**，そして**電解質異常がみられる**．神経筋や全身症状として食欲不振や嘔吐，イレウス，Ca不応性のテタニー徴候（振戦や痙攣，筋力低下，気管支攣縮，意識障害などの神経筋異常）などがみられ，心電図異常や不整脈としてQT延長やVTなどがみられる．電解質電解質としては低カリウム血症，低カルシウム血症がみられる．

Mgの低下は一般的に短期間の食事制限では出現しない．しかし飢餓やアルコール多飲者，腸管吸収の低下（炎症性腸疾患や腸切除，慢性下痢症など），体表性喪失（熱傷），低体温や低カリウム血症，低カルシウム血症の患者において認めることがあり，低マグネシウム血症の有無を確認する必要がある．

Advanced Lecture

■ Refeeding症候群

Refeeding症候群は飢餓状態にある低栄養患者が，急に栄養を摂取することで体液・電解質の異常を引き起こす症候群であり，ときに重篤な合併症をきたす．栄養を補給した数時間後に意識が消失し，血糖値や血清P・K・Mg・Na値の低下を認める．低リン血症による不整脈，心不全，呼吸不全が起こることもある．栄養不足が疑われる患者，神経性食思不振症，アルコール依存患者，担癌患者，消化管切除後や慢性膵炎の患者などはハイリスク群である．ハイリスク患者では初期投与エネルギーを制限し，必要なミネラルやビタミンを投与する必要がある．

おわりに

患者の病歴，身体所見，症状には電解質異常を疑うポイントが多く隠れている．ルーチン採血で採取されないCa・P・Mgではまずは疑うことが重要となる．電解質の基本情報として，**表**にしてまとめた．ぜひ参考にしてもらいたい．

表　電解質の基本情報

	原子量	1 mEq	1 g	正常値
Na	23	23 mg	43.5 mEq	138〜146 mEq/L
K	39	39 mg	25.6 mEq	3.6〜4.8 mEq/L
Ca	40	20 mg	50 mEq	8.6〜10.2 mg/dL
P*	31	17.2 mg	58.1 mEq	2.5〜4.5 mg/dL
Mg	24	12 mg	83.3 mEq	1.9〜2.5 mg/dL

＊原子価 1.8として計算.
川崎市立多摩病院の基準値を参考に作成

文献・参考文献

1) Snyder NA, et al：Hypernatremia in elderly patients. A heterogeneous, morbid, and iatrogenic entity. Ann Intern Med, 107：309-319, 1987
2) Adrogué HJ & Madias NE：Hypernatremia. N Engl J Med, 342：1493-1499, 2000
3) Freeman K, et al：Effects of presentation and electrocardiogram on time to treatment of hyperkalemia. Acad Emerg Med, 15：239-249, 2008
4) Weiner M & Epstein FH：Signs and symptoms of electrolyte disorders. Yale J Biol Med, 43：76-109, 1970
5) Cooper MS & Gittoes NJ：Diagnosis and management of hypocalcaemia. BMJ, 336：1298-1302, 2008
6) Travis SF, et al：Alterations of red-cell glycolytic intermediates and oxygen transport as a consequence of hypophosphatemia in patients receiving intravenous hyperalimentation. N Engl J Med, 285：763-768, 1971
7) George R & Shiu MH：Hypophosphatemia after major hepatic resection. Surgery, 111：281-286, 1992
8) Fishman RA：Neurological aspects of magnesium metabolism. Arch Neurol, 12：562-569, 1965
9) Dacey MJ：Hypomagnesemic disorders. Crit Care Clin, 17：155-73, viii, 2001

■プロフィール

大迫希代美（Kiyomi Osako）
川崎市立多摩病院腎臓・高血圧内科
体液管理・電解質異常・腎移植に興味をもち腎臓内科医を志しました．診療・勉強をさせていただいている気持ちを忘れずに精進していきます．

第2章 総論：電解質異常でみられる症状と心電図異常

2. 電解質異常でみられる心電図異常

孫 楽, 水野 篤

Point

- すべての心電図異常で電解質異常を疑う
- 心電図異常をきたし，臨床で頻度が多いものとしてK，Ca異常だけ記憶すれば十分である
- 高カリウム血症ではテント状T波をはじめ，P波平坦化，QRS時間増加がみられる
- 低カリウム血症ではQRS時間増加，T波の平坦化，U波の出現がみられる
- 高・低カルシウム血症ではQT時間がそれぞれ短縮・延長することが知られている

はじめに

心電図と電解質異常といえば，学生時代に1対1対応で覚えようとした記憶があるのではないだろうか．基本の関係を表に示す．

表　電解質異常と心電図変化

| | 高カリウム血症 | | | 低カリウム血症 | 高カルシウム血症 | 低カルシウム血症 |
	軽症	中等症	重症			
P波		↓平坦化・消失		↑増高		
PR間隔		↑延長		↑やや延長		
QRS時間		↑増加		↑増加		
ST		↓低下		↓低下		
QT間隔		↓短縮		↑延長	↓短縮	↑延長
T波	↑テント状			↓平坦化・U波の出現		
その他			サインカーブ様波形・心室細動・心停止	心室性頻脈・torsades de pointes	徐脈	心室性不整脈・torsades de pointes

文献1，2を参考に作成

実臨床でこれがすぐに思い出せれば問題はないが，かなり難しい．なぜなら，それぞれの電解質の値同士が密接に関連しているうえに，電解質の数値のみではなく患者個人によっても心電図変化の結果が異なるからである．では，どうすればいいのか？臨床医にとって重要なことは2点である．

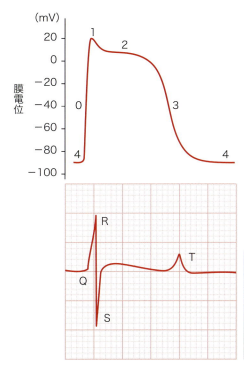

図1　心筋細胞の活動電位と心電図の対応
文献3を参考に作成

> ①すべての心電図異常で電解質異常を疑え！
> ②高K→低K（低Mg）→低Ca→高Caの順番に考えられれば十分

　実際すべての心電図変化で電解質異常の有無を評価する癖をつけた方がよい．そして，チェックすべきは基本的にKとCaである．余裕があればMg, Naをみればよい．臨床現場ではいくつものバリエーションはあるが，これだけで8割以上の患者で対応可能である．

　ただしこれだけではあまりにも適当すぎるという声が聞こえてきそうであるので，少し本質的なところにも触れておきたい．時間がある方はゆっくり読んでみていただけたらと思う．

1. 心電図を構成する電解質[2, 3]

　心電図の波形をつくり出すのは心筋細胞での波形（活動電位）であり，QRS-T波は心室の心筋細胞の活動電位が少しずつずれて重なることで形成される（図1）．細胞外を0 mVとしたときの細胞内の電位（膜電位）がマイナスからプラスの方向に動くことを脱分極と呼ぶ．ある一定の値を超えて脱分極が起こると細胞が興奮し，心筋の収縮が起こる．心筋細胞の波形は5つの段階に分かれる（図2）．わかりやすいように第4相から述べたい．

■ 第4相：静止膜電位（図2A）

　前提として細胞外にはNaイオン，細胞内にはKイオンが主に存在する．細胞外とは血液検査

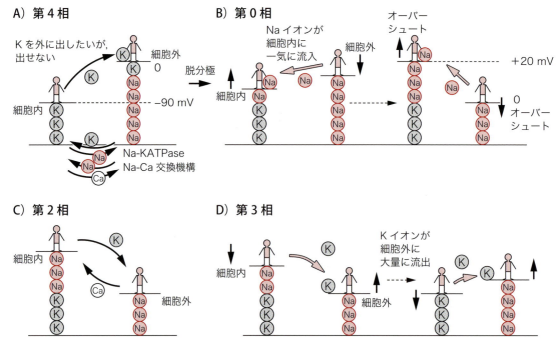

図2 心筋細胞の活動電位におけるイオンの出入り

で測定できる場所なので,「**Naが高く,Kが低い**」(Na 140 mEq/L,K 4 mEq/L),細胞内はこの逆,と覚えておこう.膜電位は厳密にはGoldman-Hodgkin-Katsの式で規定されるが,詳細は成書に譲る.Nernstの式によるKの平衡電位と実際の静止膜電位の値は近く,**静止膜電位はほとんどKで決まっている**と考えてよい.具体的にはもちろんご存知のNa-K ATPase(ジギタリスが効果を発揮するところ)やNa-Ca交換機構が細胞内外の電解質のバランスを維持している.

細胞膜にはKチャネルが開口しており,Kの濃度勾配(「**細胞外のKは低い**」と100回口ずさんでください)に従って少しずつ細胞内から細胞外にKイオンを排出しようとする.しかしNa-K ATPaseなどにより細胞内は電位的に陰性になっているため,陽イオンであるKイオンは陰性荷電により細胞内にひきつけられる.結果的に平衡状態に達する場所として,膜電位は通常-90 mV程度となる.しつこいが**細胞内は陰性荷電**に保たれているのである.

2 第0相:立ち上がり相(図2B)

心筋の興奮は開放されたNaチャネルからNaイオンが細胞外から内に一気に流入することから始まる.膜電位が+20 mV程度まで一気に上昇し,心筋が収縮する.これがQRS波に相当する.膜電位が第4相から第0相に移行することを「脱分極」と呼び,通常と逆転して細胞外に対して細胞内の電位がプラスになることを「**オーバーシュート**」と呼ぶ.意外に記載されておらず紛らわしいのが,"**脱分極時の膜電位の絶対値によって開放されるNaチャネルの数が決定される**"ということである.Naチャネルの数により結果的にNaの流入速度V_{max}が規定される.静止膜電位がおよそ-70 mVより浅くなると加速度的にNaの流入速度が低下し,後述する高カリウム血症におけるQRS幅の増加,そしてサインカーブがみられるようになるのだ[4].

3 第1相：初期再分極相

Naの流入が終わった瞬間第2相が始まるまでに，一過性の細胞内から細胞外へのKイオンの排出により，正確には一瞬膜電位が下がるが，詳細は省略する．

4 第2相：プラトー相（図2C）

Caイオンが細胞外から細胞内に流入する．この量が細胞内から外へのKイオンの排出と同じであるため，見かけ上の膜電位は変わらない．これがSTの部分に相当する．

5 第3相：再分極相（図2D）

Caイオンの流入が終わり，膜電位をもとに戻すために細胞内から細胞外へのKイオン流出がさらに加速する．膜電位は再び静止膜電位に近づく．これがT波に相当する．Caイオンの流入の終わりと，Kイオンの大量の流出の始まりは少しだけ重複しているため，最初だけ膜電位の低下が少しなだらかとなる．傾斜が一定でないため，重なって形成されたT波も左右非対称で左側の方が少しなだらかとなる．なお，細胞内外に出入りしたNa, K, CaイオンはそれぞれNa-K ATPaseやNa-Ca交換機構で元の場所に戻されるので，蓄積してしまうことはない．

以上で述べた通り，主な登場人物はNa, K, Caイオンである．Naイオンは細胞内外の濃度差が非常に大きく多少細胞外＝血清Na値が変化しても膜電位には影響を与えづらい．一方，**KとCaイオンは濃度の異常によって心電図変化を起こしやすい**．最初に触れたとおり，KとCaだけ気をつけていればほとんどに対応できるという根拠はここにある．それではそれぞれの電解質異常と心電図の関係に入っていきたい．

2. 高カリウム血症

前述のとおり膜電位を左右するイオンのなかでも**最も重要なのがKである**．第4相で静止膜電位を形成しているのに加えて，プラトー相（第2相）や再分極相（第3相）にもかかわるためである．高カリウム血症で起こるのは①静止膜電位の陽性変化，②Naイオンチャネルの抑制，③再分極期でのKイオンチャネルによるK流出の促進である．

まず，細胞外のKイオンがすでに多いため，常時起きている細胞外へのKイオンの流出がより起こりづらくなり，静止時膜電位は浅くなる（図3A）．細胞内外の差が少なくなるため一見活動

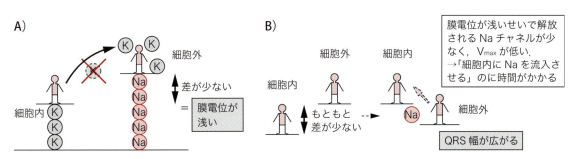

図3 高カリウム血症での心筋細胞のイオンの出入り

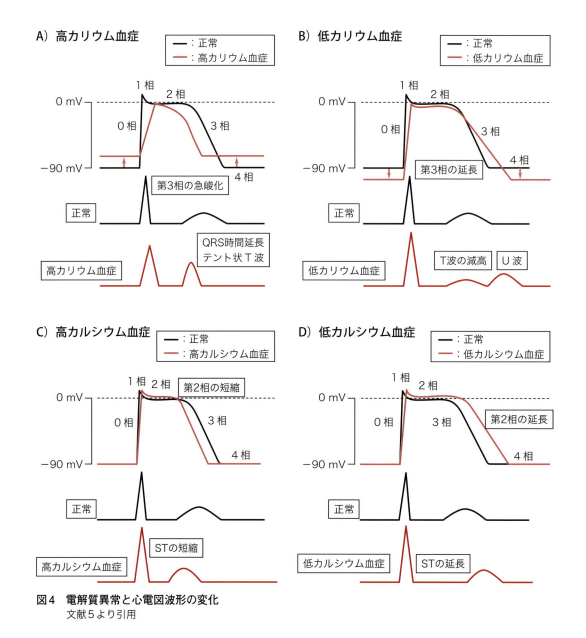

図4 電解質異常と心電図波形の変化
文献5より引用

電位が起こりやすくなりそうだが，実際は前述の通り，膜電位が開放されるNaチャネルの数を決めるので，Naの流入速度V_{max}が低下し，第0相で脱分極が遅くなる（＝QRS幅が広くなる，図4A）．イメージとしては細胞内にNaを積み上げるにも渡しづらい場面を想像してみるとよい．後述する低カリウム血症と比較してみていただきたい（図3B）．高度の高カリウム血症ではNaイオンチャネルの抑制により心筋内の伝導速度が抑制され，ついには心停止に至る．一方，第3相ではK流出が促進されるため，再分極自体の速度が上がり，また再分極するまでの時間が短くなる（＝QT時間の短縮）．なだらかだった再分極の電位変化が急峻になるため，それらを重ねたT波の高さと傾斜も上昇する（＝テント状T波，図4A）．

テント状T波は高カリウム血症で1番初期に観察される心電図変化である．モニター上QRS波とT波が両方QRSとしてカウントされてしまい，心拍数が倍になるダブルカウントを経験したこ

とが一度はあると思うが，ダブルカウントを認める患者でK値が高値である（litmann sign）との報告がある[7, 8]．心電図モニター上でダブルカウントを見たらぜひ一度K値を確認したい．また，テント状T波は実臨床では急性冠症候群でみられるhyperacute T（超急性期T波）との鑑別が必須である．高カリウム血症でみられるテント状T波の方がhyperacute Tより左右対称であり，尖っているとされる[9]．テント状T波の方が椅子として座ったときに痛そうと覚えてもらっている．また急性冠症候群ではもともとあった陰性T波が上向きに正常化した場合，偽正常化（pseudonormalization）として再梗塞を疑うべきことが知られている[10]が，高カリウム血症でも左室肥大に伴う陰性T波が正常化した報告例がある[11]．高カリウム血症の治療後にマスクされた陰性T波がないか見てみるとよい．

●ワンポイントアドバイス
心電図変化が起こるK値の閾値

心電図変化が起こるK値の閾値は個人差が大きく，心電図変化の有無でK値は予測できない（感度18〜52%）[12]．一般的に透析患者などベースラインのK値が高い患者で心電図変化が起こりづらいとされる．

3. 低カリウム血症

　低カリウム血症は最もよくみられる電解質異常である．低カリウム血症では高カリウム血症の逆で，①静止膜電位の陰性変化，②Caイオン流入の抑制，③再分極期でのKイオンチャネルによるK流出の抑制が起こる．

　まず，細胞外にKが少ないため，常時起こるKイオンの流出が促進され，膜電位は深くなる．高カリウム血症と逆で第0相でのNaイオンの流入が速いことに異論はない．ただ電位をオーバーシュートさせるのに時間がかかるので，実際はQRS時間は長くなる傾向がある[2, 13]．細胞内外の電位差が大きくなり深い電位から脱分極を起こすのに時間がかかるところをイメージするとよい（図5）．ここで重要なのは教科書的にはKの高低にかかわらず，QRS延長がみられるが，低KでQRSが延長して最終的にサインカーブになるようなことはない．根本的なメカニズムの違い（高K：Na流入速度のV_{max}が低い VS 低K：オーバーシュートまでの電位差が大きい）によるためで

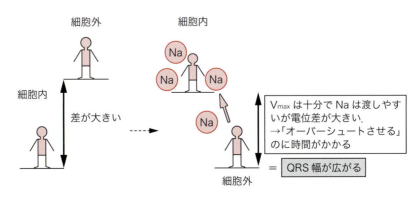

図5　低カリウム血症での心筋細胞のイオンの出入り

あり，低KによるQRS延長はあまり気にしなくてもよいだろう．

第2相においては，細胞外Kイオンが少ないせいでNa-K ATPase・Na-Ca交換機構がそれぞれ抑制されており，細胞内にCaイオンが蓄積している．細胞外からのCaイオン流入が抑制され，第2相が早く終了してしまう．一見QT時間が短縮しそうだが，一方で再分極期でのKイオンチャネルによるK流出の抑制が起きているため，第3相はなだらかとなって結果的にQT時間は延長する（図4B）．また傾きがなだらかなため，高カリウム血症と逆でT波は平坦化する（図4B）．もう1つ低カリウム血症に特徴的なのがU波である（図4B）．正確な形成の機序は知られていないが，心筋細胞の活動電位の第4相に相当するとされている[14]．

実臨床では，電気的安定性より低Kの方が高Kより不整脈原性が高いと考えられる．ただ，実際には低Kを補正するのは非常に難しい．そのため本稿でも高K→低Kの順で記載させていただいた．高Kの治療はまずカルシウム製剤の投与であるが，これはNaの流入速度の規定値である前述の−70 mVという閾値を緩和する作用があるためである．このような基本的メカニズムを理解して投与するとより理解が深まることだろう．

低カリウム血症の補正の際に注意すべきなのがK投与の速度である．細胞外のK濃度が上昇する際に速度が速すぎるとペースメーカー細胞が一時的に停止するZwaardemaker-Libbrecht効果が1920〜30年代から報告されている[2]．また，上記で低カリウム血症の際にNa-K ATPase・Na-Ca交換機構が抑制されていることを述べたが，ジギタリスにも同様の作用があり，低カリウム血症の場合はジギタリスの副作用が出やすいことも知っておくべきである[2]．

4. 高カルシウム血症

カルシウムは心筋細胞の活動電位の第2相に登場するだけなので，もう少しわかりやすい．細胞外のCaイオンが多いため，Na-Ca交換機構が抑制され，細胞内Ca濃度が上昇する．そのため第2相のCaイオンの流入が抑制され，第2相が短縮する．その結果，STやQT間隔が短縮する（図4C）．

5. 低カルシウム血症

低カルシウム血症では高カルシウム血症とは逆に細胞内Ca濃度が低下しており，第2相が延長する（図4D）．そのためSTやQT間隔が延長する（図4D）．高カリウム血症と合併した場合はさらに不整脈発生の閾値が下がる．特に慢性腎不全の患者で注意が必要である．

QTc時間＝実測QT時間/$\sqrt{RR}$（Bazzet法）が男性0.45秒，女性0.47秒以上になるとQT間隔延長と考えられる[15]．心電図上ではQT時間がRR間隔の半分以上を超えている場合はQT間隔延長を疑ってみるとよい．

6. 高・低マグネシウム血症

マグネシウム異常単独で心電図変化が起こることはほとんどないとされる[2]．高マグネシウム

血症ではMgはCaイオンチャネルを阻害することが知られている．起こす心電図変化に定説はないが，洞性徐脈やPR延長の報告はある[16, 17]．一方低マグネシウム血症ではQRS時間の延長，T波の平坦化，U波の出現を認めることがあり[17]，低マグネシウム血症により低カリウム血症が引き起こされることと合わせて整理しておくと覚えやすい．torsades de pointesを引き起こすのも有名である．

おわりに

　生理学的な活動電位まで立ち返って各種電解質異常と心電図変化を扱った．特にK異常に関してはその緊急性や頻度の高さと多様な心電図変化がみられることから，ぜひ細胞レベルの変化に立ち返って理解してみてほしい．心電図変化の丸暗記から脱する一助になればうれしい限りである．

文献・参考文献

1) Diercks DB, et al：Electrocardiographic manifestations：electrolyte abnormalities. J Emerg Med, 27：153-160, 2004
   ↑実際の心電図とともに症例ベースで扱っているレビューで，一読に値する．
2) El-Sherif N & Turitto G：Electrolyte disorders and arrhythmogenesis. Cardiol J, 18：233-245, 2011
   ↑さらに興味を持った読者の方は，ぜひ少し踏み込んで活動電位の変化まで学んでみるとよい．
3) 「Guyton and Hall Textbook of Medical Physiology, 13th Edition」(Hall JE), pp109-122, Saunders, 2016
4) Parham WA, et al：Hyperkalemia revisited. Tex Heart Inst J, 33：40-47, 2006
5) 大坪豊和，他：電解質異常．呼吸と循環，64：267-275, 2016
6) Weiss JN, et al：Electrophysiology of Hypokalemia and Hyperkalemia. Circ Arrhythm Electrophysiol, 10, 2017
7) Littmann L, et al：Double counting of heart rate by interpretation software：a new electrocardiographic sign of severe hyperkalemia. Am J Emerg Med, 25：584-586, 2007
8) Tomcsányi J, et al：Littmann sign in hyperkalemia：double counting of heart rate. Am J Emerg Med, 25：1077-1078, 2007
9) Brady WJ & Morris F：Electrocardiographic abnormalities encountered in acute myocardial infarction. J Accid Emerg Med, 17：40-45, 2000
10) Simons A, et al：Pseudonormalisation of the T wave：old wine？：A fresh look at a 25-year-old observation. Neth Heart J, 15：257-259, 2007
11) Mattu A, et al：Electrocardiographic manifestations of hyperkalemia. Am J Emerg Med, 18：721-729, 2000
12) Montague BT, et al：Retrospective review of the frequency of ECG changes in hyperkalemia. Clin J Am Soc Nephrol, 3：324-330, 2008
13) Osadchii OE：Mechanisms of hypokalemia-induced ventricular arrhythmogenicity. Fundam Clin Pharmacol, 24：547-559, 2010
14) Pérez Riera AR, et al：The enigmatic sixth wave of the electrocardiogram：the U wave. Cardiol J, 15：408-421, 2008
15) Mason JW, et al：Electrocardiographic reference ranges derived from 79,743 ambulatory subjects. J Electrocardiol, 40：228-234, 2007
16) DiCarlo LA Jr, et al：Effects of magnesium sulfate on cardiac conduction and refractoriness in humans. J Am Coll Cardiol, 7：1356-1362, 1986
17) Efstratiadis G, et al：Hypomagnesemia and cardiovascular system. Hippokratia, 10：147-152, 2006

プロフィール

孫　楽（Raku Son）
聖路加国際病院腎臓内科
聖路加国際病院初期研修，後期研修，チーフレジデントを経て，現在腎臓内科所属中．今回は学生時代に使った標準生理学とガイトン生理学を引っ張り出してなるべくとっつきやすいようにまとめました．共著者の水野先生とは大学の先輩後輩ですが，エネルギッシュな関西弁の姿にいつも圧倒されています．今後も負けないように東京で関西の風を吹かせたいと思います．

水野　篤（Atsushi Mizuno）
聖路加国際病院循環器内科

第3章

総論

薬剤，高齢者，担癌患者と電解質異常

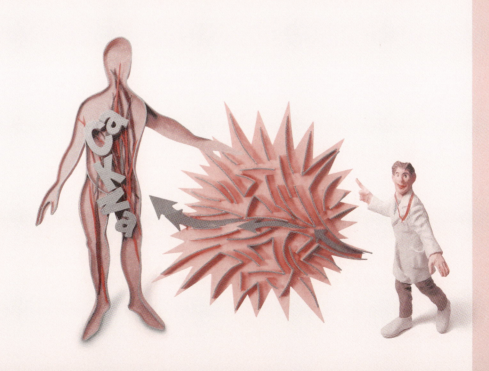

第3章　総論：薬剤，高齢者，担癌患者と電解質異常

1. 電解質異常に注意すべき薬剤

龍華章裕

● Point ●

- 利尿薬による薬剤性低ナトリウム血症のほとんどがサイアザイド系利尿薬によるものである．補正の際，過剰補正に注意する
- RAS阻害薬内服患者は高カリウム血症のリスクが高く，NSAIDsなどの腎からのK排泄を抑制させる薬剤の併用には注意が必要である
- 骨粗鬆症に対する認識の高まりから薬剤性高カルシウム血症の原因としてカルシウム・アルカリ症候群の頻度が劇的に増加している
- 静注鉄剤使用時には低リン血症に注意する
- PPI内服患者に低カリウム血症・低カルシウム血症といった電解質異常が存在する際は低マグネシウム血症の存在を考える

はじめに

　教科書をみると，電解質異常の原因は珍しい疾患から薬剤性まで同列に扱われているが，臨床現場で多く遭遇するのが『薬剤性』である．これは，高齢化が進むと同時に多くの薬剤のエビデンスが確立し，（高齢者，有病者といった）リスクのある集団が，薬剤性の電解質異常の原因となる薬剤を内服するようになったことが大きな要因であると思われる．ここでは，実践ですぐに使える知識習得を目的とし，われわれがしばしば遭遇する代表的な症例をピットフォールも交えて概説する．

1. 薬剤性Na濃度異常

症例1

　73歳女性．高血圧で近医通院中．受診3週間前からサイアザイド系利尿薬の内服を開始．受診1週間前から食思不振と嘔気・嘔吐が出現し，体動困難となり受診され，血清Na濃度109 mEq/Lのため，入院となった．腹部エコーで下大静脈が虚脱．
　診断：サイアザイド系利尿薬による体液量減少性の低ナトリウム血症．

血清Na濃度は自由水（電解質成分を含まない水）とNa（およびK）のバランスで決まるが，自由水出納の寄与するところが大きい．自由水の主な取り込み口は飲水で，排泄は腎臓から（尿として）がほとんどである．薬剤によってNa濃度異常が生じるほとんどの原因が，自由水の排泄不全（相対的に水分過剰になり低ナトリウム血症）か自由水の排泄過多（相対的に水分不足になり高ナトリウム血症）である．その調節において鍵を握るのがADH（抗利尿ホルモン，バソプレシン）である．ADHは血漿浸透圧（高ナトリウム血症など）が上昇するか，循環血漿量低下，嘔気，ストレスなどの刺激により下垂体後葉から分泌され，腎集合管における水分再吸収を増加させ，血清Na濃度を下げる，もしくは循環血漿量を増やす役割を果たす．

　本症例はサイアザイド系利尿薬による体液量減少性の低ナトリウム血症の症例である．近年，高血圧診療においてサイアザイド系利尿薬の果たす役割は大きく，多くの高血圧患者が服用している（特にCa拮抗薬やRAS阻害薬との合剤として）．サイアザイド系利尿薬は他の利尿薬と比べ，腎臓からの自由水排泄を抑制する力が強い（つまり体を薄めたままにしてしまう）ため，利尿薬による低ナトリウム血症の多くがサイアザイド系利尿薬によるものである．治療に際しては，急速なNaの補正に注意をしなければならない（表）．前述のように，低ナトリウム血症を引き起こすのはADHの不適切な分泌なので，分泌刺激をなくす介入（サイアザイド系利尿薬中止や補液による細胞外液量減少の改善など）をすることで過剰に補正されてしまう可能性がある．定期的（4〜6時間ごと）に採血をすると同時に，尿道カテーテル挿入患者に対しては尿色が急激に薄くならないかを確認する（薄くなったら大量の自由水排泄が生じているので急激な補正を起こしていると考える）．急激な補正が生じたら，デスモプレシン製剤を使用し過剰補正にならないようにする（経験上，5％ブドウ糖の大量補液による過剰補正の抑制はかなり困難である．薄い補液を大量に入れても薄い尿が大量に出るため，予測困難なイタチごっこになる）．

表　低ナトリウム血症の意図しない過剰補正を起こしてしまう原因

・脱水
・beer potomania, tea and toast diet
・サイアザイド系利尿薬
・SSRI
・デスモプレシン製剤使用
・下垂体機能低下症
・Addison病
・低酸素血症
・嘔吐，手術，痛み，ストレス

SSRI：selective serotonin reuptake inhibitor
文献1を参考に作成

2. 薬剤性K濃度異常

> **症例2**
>
> 64歳男性．慢性腎臓病・慢性心不全で通院中．アンギオテンシンII受容体拮抗薬（angiotensin II receptor blocker：ARB）の内服で経過観察されている（血清Cre値 1.2 mg/dL）．今回は腰痛症で近医を受診されNSAIDsが処方された．その2日後の定期外来で血清K濃度 6.9 mEq/Lと高値であった．
>
> 診断：ARBおよびNSAIDsによる高カリウム血症

摂取したKの約9割が尿から排泄されており，K排泄における腎臓の果たす役割は大きい．経口摂取されたKは腸管から吸収され，細胞外液に分布したKは細胞内シフトの影響を受け，その後腎臓からの排泄を受ける．つまりこれらの過程に影響する薬剤が薬剤性のK濃度異常症を呈する．

本症例は腎機能障害がある状況（腎臓からのK排泄が障害された状況）で，ARBおよびNSAIDs内服により腎臓からのK排泄がさらに低下し高カリウム血症を生じた一例である．軽度な腎障害であってもこのような薬剤を服用することで顕著な高カリウム血症となりうるが，心疾患などの有病率が高い慢性腎不全保持症例においてこそ，心保護・腎保護のためにRAS阻害薬を服用しなければならないことが多く（高カリウム血症のリスクがある症例こそ，高カリウム血症を引き起こす薬剤を服用することになる）[2]，本症例のような患者に遭遇する頻度は高い．

RAS阻害薬による高カリウム血症は一般に上記のような腎不全を保持する症例に発症することが多いが，最近の報告ではRAS阻害薬による高カリウム血症を生じた症例のうち，腎機能正常患者が含まれていることもあり，腎機能によらずRAS阻害薬内服者には高カリウム血症の注意が必要である．救急外来には「疼痛」や「発熱」といった主訴で来院する患者が多い．そういった症例が本症例のようにRAS阻害薬を内服している場合，NSAIDsを投与する際は高カリウム血症に注意しなければならない．

3. 薬剤性Ca濃度異常

> **症例3**
>
> 85歳女性．1年前に左大腿骨転子部骨折を発症され，手術治療を受けた後にリハビリ転院．約1カ月前から嘔気・嘔吐，食思不振・体重減少を認めたため当院紹介．採血でBUN 97.6 mg/dL，Cre 4.13 mg/dLと急性腎障害を認め，同時に血清Ca濃度 13.0 mg/dLと高カルシウム血症を認めた．ビタミンD製剤，マグネシウム製剤など内服中．
>
> 診断：ビタミンD製剤およびマグネシウム製剤内服によるカルシウム・アルカリ症候群

本症例では骨粗鬆症に対してビタミンD製剤と緩下薬としてマグネシウム製剤を内服しており，高カルシウム血症・腎障害・代謝性アルカローシスの3徴を満たすためカルシウム・アルカリ症候群の典型例である[3]．少し前の教科書には原発性副甲状腺機能亢進症と悪性腫瘍が高カルシウム血症の原因の9割を占めると記載されていたが，2005年には悪性腫瘍（34％），原発性副甲状腺機能亢進症（30％）についで，カルシウム・アルカリ症候群が第3位（8.8％）と報告されて

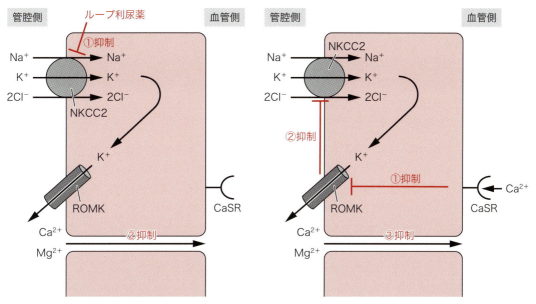

図1 ループ利尿薬使用時と高カルシウム血症時の動態
ヘンレループの上行脚における，A）ループ利尿薬使用時と，B）高カルシウム血症時の動態

おり[4]，近年の骨粗鬆症に対する認識のさらなる高まりから，より高い頻度になっていると思われるため本症例をとりあげた．高カルシウム血症では，尿濃縮力が低下し不適切に尿量が増加することで体液量が減少するため腎前性の急性腎障害を生じ（さらに高カルシウム血症はそれ自体で腎血管攣縮を生じるためそれも腎障害に寄与する）（**Advanced Lecture**），アルカリ製剤（本症例ではマグネシウム製剤）・体液量減少により代謝性アルカローシスが惹起され，Caの尿細管からの再吸収がさらに助長されるために悪循環を辿ることになる．整形外科で骨折のフォローをされている患者が，原因不明の意識障害，（細胞外液量が低下しているにもかかわらず尿量の多い）急性腎障害で受診したらぜひ本疾患を疑ってほしい．

Advanced Lecture

■ 高カルシウム血症はループ利尿薬のような役割を果たす

　ループ利尿薬は，ヘンレループの上行脚のNKCC2（Na^+-K^+-$2Cl^-$ cotransporter）を阻害することにより，ROMK（renal outer medullary potassium）からのK^+排泄による管腔側の陽性荷電がなくなるため，細胞間からのCa^{2+}，Mg^{2+}の再吸収も低下する（図1A）．

　一方，高カルシウム血症はカルシウム感知受容体CaSR（calcium sensing receptor）が活性化することによりROMKを抑制する．それに伴い，NKCC2が抑制されNa^+の再吸収が低下する．よって，高カルシウム血症はまるでループ利尿薬（フロセミドなど）を使用したような病態を呈する（図1B）．これは，ヘンレループ上行脚におけるCa^{2+}の再吸収を抑制するという意味ではリーズナブルであるが（ただ，遠位曲尿細管におけるCa^{2+}再吸収は代謝性アルカローシスの影響で亢進する），その一方で細胞外液量減少による急性腎障害を起こしてしまう．

4. 薬剤性P濃度異常

> **症例4**
> 81歳女性．うっ血性心不全および，それに伴う急性腎不全・高カリウム血症で入院．同時に入院時に鉄欠乏性貧血も認めたため静注鉄剤を使用．入院2週間後の採血で，血清P濃度 0.8 mg/dL となった．
> 診断：静注鉄剤による低リン血症

　本症例は静注鉄剤により腎臓からのP排泄が増加し低リン血症を生じた一例である．静注鉄剤による低リン血症は，FGF23という骨から分泌され腎臓からのP排泄を増加させるホルモンの分泌が増加するために生じる[5]．月経過多で静注鉄剤を定期的に投与されている若年女性が低リン血症になり，それが長期的に続いた結果，骨の石灰化が障害され，骨軟化症になってしまうという症例がしばしば報告されており，身近に起こりうるため知っておいてほしい．消化器内科などでも，鉄欠乏性貧血に対してしばしば静注鉄剤が使用されるが，意識的に血清P値がモニタリングされることは少ない．なお，経口鉄剤では，こういったことは生じない（鉄欠乏性貧血の改善によりFGF23はむしろ低下する）．

5. 薬剤性Mg濃度異常

> **症例5**
> 66歳男性．2年前に近医で逆流性食道炎と診断されPPIを内服開始．今回痙攣発作で救急外来を受診され，血清Mg濃度 0.3 mg/dL，血清Ca濃度 6.3 mg/dL，血清K濃度 3.3 mEq/L であったため補正目的に入院となった．
> 診断：PPIによる低マグネシウム血症と，それに伴う低カリウム血症および低カルシウム血症

　本症例はPPI内服による消化管からのMg吸収障害により低マグネシウム血症となった一例である．血清Mg濃度は実臨床で測定されないことが多く軽視されがちである．これは検査当日に血清Mg濃度が出ないことや，そもそも重要性が認識されていないことが根底にある．PPIは高頻度に処方される薬剤（でありながらリスクをあまり認識されていない薬剤）である．

　本症例がそうであるように，低マグネシウム血症はしばしば低カリウム血症や低カルシウム血症を合併する．よって，原因が判然としない低カリウム血症や低カルシウム血症をみたらぜひとも低マグネシウム血症の存在を疑ってほしい．低マグネシウム血症による低カルシウム血症は副甲状腺ホルモン（PTH）の作用不全が原因とされているため，マグネシウムを補充しPTHの作用不全が改善すると次に低リン血症を生じることがあるので，低マグネシウム血症を治療する際は，Ca，Pを同時にモニタリングすることが重要である．なお，低マグネシウム血症の一因として摂取不足が絡んでいると，入院中の食事によるインスリン分泌によりPの細胞内移動が引き起こされ，低リン血症に拍車がかかることがある（refeeding症候群）．よって，低マグネシウム血症の原因が薬剤性と診断できても，食事摂取量を確認することは二次的な急変を起こさないためにも重要である．

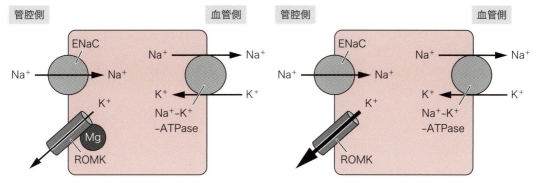

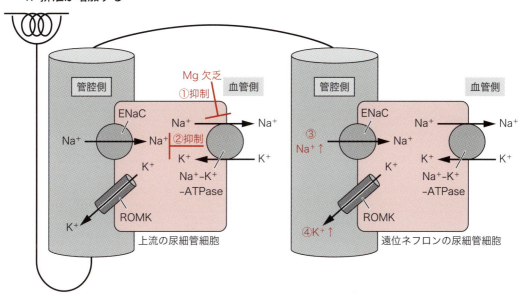

図2 Mg欠乏によるK排泄増加のメカニズム
A) Mg欠乏による遠位ネフロンのROMKからのK⁺排泄増加．B) 上流の尿細管のNa⁺-K⁺-ATPaseの抑制により遠位ネフロンへのdistal sodium deliveryが増加することによる二次的なK⁺排泄の増加

Advanced Lecture

■ Mg欠乏が低カリウム血症を引き起こす理由

　低カリウム血症をもつ症例の40％程度にMg欠乏が併存するといわれている．これは，利尿薬・嘔吐・下痢・Fanconi症候群といった原因が，低カリウム血症と同時にMg欠乏を引き起こすためである．しかし，Mg欠乏そのものが治療抵抗性の低カリウム血症を引き起こすことからも想像できるように，Mg欠乏自体が低カリウム血症を増悪させる．これは尿細管からのK排泄増加に起因する．Mg欠乏により遠位ネフロンにおいてROMKからのK⁺排泄が増加する（**図2A**）．さらに上流の尿細管ではNa⁺-K⁺-ATPaseの活性が抑制されることでNa⁺の再吸収が抑制され，

遠位ネフロンにNa$^+$のdelivery（これをdistal sodium deliveryという）が増える．これにより二次的にK$^+$が増加し，さらにカリウム利尿が促進する（図2B）．ただ，図2Bからもわかるように Na$^+$-K$^+$-ATPaseの抑制により遠位ネフロンのK$^+$の細胞内への取り込みが減るわけで，これは尿細管細胞から管腔側へ捨てることのできるK$^+$が減ることを意味する．よって，Mg欠乏単独で低カリウム血症を起こすことは稀で，アルドステロン作用の増強などの病態が存在することによってその作用が増強するといわれている．

おわりに

各電解質異常から，特によく遭遇する薬剤性の電解質異常について，臨床上のピットフォールや，重要な部分に関しては生理学的な内容も交えながら概説した．読者の臨床に役立ててもらいたい．

文献・参考文献

1) Sterns RH, et al：Treating profound hyponatremia：a strategy for controlled correction. Am J Kidney Dis, 56：774-779, 2010
2) Kovesdy CP：Management of Hyperkalemia：An Update for the Internist. Am J Med, 128：1281-1287, 2015
3) Patel AM & Goldfarb S：Got calcium? Welcome to the calcium-alkali syndrome. J Am Soc Nephrol, 21：1440-1443, 2010
4) Picolos MK, et al：Milk-alkali syndrome is a major cause of hypercalcaemia among non-end-stage renal disease (non-ESRD) inpatients. Clin Endocrinol (Oxf), 63：566-576, 2005
5) Schouten BJ, et al：FGF23 elevation and hypophosphatemia after intravenous iron polymaltose：a prospective study. J Clin Endocrinol Metab, 94：2332-2337, 2009

プロフィール

龍華章裕（Akihiro Ryuge）
名古屋大学大学院医学系研究科病態内科学講座腎臓内科学
大学時代の部活の同期に，「意識・イメージ・準備」というフレーズを教えてもらいました．「次に何が起こるかを予測し，それに対する準備をしよう」という意味です．次に何が起こるか（サイアザイド系利尿薬による低ナトリウム血症の急速な改善，マグネシウム補充をした際に出現する低リン血症など）を予測することがスムーズに臨床を進めていくうえで最も大切ではないか，と改めて「意識・イメージ・準備」を意識する今日このごろです．

第3章 総論：薬剤，高齢者，担癌患者と電解質異常

2. 高齢者と電解質異常

小板橋賢一郎

Point

- 高齢者は加齢性変化によって，腎機能低下と体液量低下を生じる
- 高齢者のANP増加やRAAS抑制，口渇の低下，尿濃縮力障害は，高齢者の体液過剰を予防し，心臓を保護する効果と考えることができる
- 高齢者の電解質異常では，薬剤の影響が大きく重要である

はじめに

高齢者の加齢性変化や生理的な変化は，後述のようにさまざまな電解質異常に影響を及ぼす．本稿では高齢者の電解質異常について解説する．

1. 高齢者に生じる生理的な変化（表1）

1 腎機能低下

加齢によって，青年期以降，腎機能は進行性に低下していく．30歳〜85歳の間で，腎容積に20〜25％の低下を認め，腎病理学的には腎動脈や細動脈レベルの動脈硬化を生じるが，これは虚血性にネフロン喪失を生じるためと考えられている[2]．加齢による糸球体濾過量（glomerular filtration rate：GFR）の低下とともに筋肉量の低下も生じるため，同じ血清Cr値であっても，若年者に比べてGFRの低下は大きい．サルコペニアやフレイルの状態では，CrによるeGFRが過大評価となることもある．

2 体液量低下

体内総水分量（total body water：TBW）は加齢によって低下することが多数報告されている．これは，加齢による骨格筋組織や皮下軟部組織の減少に起因すると考えられる．ほかにも加齢による動脈伸展性の低下や圧受容器反射の低下などが原因で，結果として高齢者では血行動態性変化に対する感受性の低下が生じる．したがって，高齢者は水と溶質の摂取バランスによって，容易に高ナトリウム血症にも低ナトリウム血症にも陥ってしまう．

表1 高齢者に生じる生理的な変化

・腎機能の低下
・体液量の低下
・抗利尿ホルモンの増加
・心房性ナトリウム利尿ペプチドの増加
・レニン・アンギオテンシン系の抑制傾向
・口渇の低下
・尿濃縮力障害

文献1を参考に作成

3 ホルモンバランス

自由水や電解質は，RAAS（renin-angiotensin-aldosterone system）や抗利尿ホルモン（antidiuretic hormone：ADH），ANP（atrial natriuretic peptide）などのホルモンによって調整されている．これらのホルモンは，加齢による影響を受ける．

1）ADHの増加

ADHの産生が加齢の影響を受けるか検討した報告はないが，高齢者では，ADHが適切に抑制されず，血漿浸透圧に比して不適切なAHDレベルの上昇を認める[3]．浸透圧受容体の感受性の変化や尿細管でのADH感受性の低下がその機序と考えられている．

2）ANPの増加

ANPは，加齢によって正常値よりも5倍程度高値（120 vs 25 pg/mL）となることが報告されている[4]．この原因として，圧受容体の問題や，ANP作用の低下に対する代償によるものなどが考えられている．

3）RAASの抑制

RAASは加齢による変化を受け抑制される．その理由として，ANPの分泌増加によるレニン分泌の抑制が考えられている[5]．レニン分泌低下によってRAAS全体の抑制を認め，最終的にはアルドステロンの分泌低下から，K排泄低下やNa保持機構の障害から血液量減少（hypovolemia）を生じやすくなる．

4 口渇の低下

高齢者は，浸透圧性口渇刺激に対して口渇感と飲水量の低下を認める[3]．また，RAASの抑制による，アンギオテンシンⅡ（ANGⅡ）の抑制は口渇低下の原因になると考えられている[6]．したがって高齢者では浸透圧性の口渇刺激に対する反応の低下，ANGⅡの抑制による飲水量の低下を認める．

5 尿濃縮力障害

高齢者は，最大尿濃縮力の低下を認めるとされている．前述のように高齢者はADHレベルが抑制されず，むしろ増加しているため，集合管におけるADHの反応性低下が尿濃縮力障害の原因と考えられている[1]．この濃縮力障害が，受容体レベルでのADHの反応性低下から生じるのか，アクアポリン2の発現低下から生じるのか，髄質Na勾配の低下から生じるのかはよくわかっていない．一方，後述のように高齢者では最大尿濃縮力は障害されておらず，自由水排泄速度が低下しているとする報告もある．

表2 低ナトリウム血症の原因となる薬剤

ADHの分泌刺激または作用増強	
・抗うつ薬 　選択的セロトニン再取り込み阻害薬 　三環系抗うつ薬 　モノアミン酸化酵素阻害薬 　セロトニン・ノルアドレナリン再取り込み阻害薬	・その他 　オピオイド 　インターフェロン 　NSAIDs 　クロフィブラート 　ニコチン酸 　アミオダロン 　プロトンポンプ阻害薬 　モノクローナル抗体 　レバミゾール
・抗けいれん薬 　カルバマゼピン 　バルプロ酸 　ラモトリギン	
・抗精神病薬 　フェノチアジド 　ブチロフェノン	
・抗癌剤 　ビンカアルカロイド 　白金製剤 　イホスファミド 　メルファラン 　シクロホスファミド 　メソトレキサート	ADHアナログ
	デスモプレシン オキシトシン バソプレシン
・利尿薬 　サイアザイド系利尿薬	

このように高齢者はさまざまな生理的変化を生じるが，**腎機能の低下と体液量の低下は純粋な加齢による変化**である．一方で，ANP増加やRAAS抑制，口渇の低下，尿濃縮力障害は，高齢者の体液過剰を予防し，心臓を保護する効果と考えることができる．

2. 高齢者の電解質異常

ロッテルダムの55歳以上の住民（5,179名）を対象としたコホートでは，電解質異常の発症割合が年代別に報告されている[7]．65歳以上では，低ナトリウム血症が17.5％と最多であり，ついで高ナトリウム血症6.6％，低カリウム血症6.0％，高カリウム血症0.9％で，高齢者では低ナトリウム血症と高カリウム血症が有意に多い結果であった．ここでは，高齢者の電解質異常の各論についてふれる．

1 低ナトリウム血症

高齢者は低ナトリウム血症のリスクが高いことが知られているが，特に入院後発症するリスクが高い[8]．これは，不適切な輸液（比較的低調な）輸液とADHの分泌増加が原因であると考えられる．さらに，高齢者は若年者に比較して，最大希釈尿浸透圧（69 vs 86 mOsm/kg）に差はないが，有意に自由水排泄速度が低下しているという報告[9]もあり，原因の一端と考えられる．このように高齢者は，ベースにADH分泌増加や自由水排泄速度低下をきたしているため，自由水排泄障害を生じる薬剤の使用にも注意が必要である（表2）．

低ナトリウム血症は脳細胞が浮腫む疾患であるため，出現する症状は中枢神経症状であり軽症では，ふらつきやめまい，軽度の意識混濁を認める．高齢者では，低ナトリウム血症の存在で，

表3 Kに影響する薬剤

高カリウム血症原因となる薬剤	低カリウム血症原因となる薬剤
・K含有サプリメント	・利尿薬
・代替塩	サイアザイド系利尿薬
・レニン産生低下	ループ利尿薬
NSAIDs, β阻害薬, シクロスポリン	浸透圧性利尿薬
・アンギオテンシンⅡ産生低下	・抗生物質
ACE阻害薬	アンホテリシンB
・アルドステロン産生低下	アミノグリコシド
ACE阻害薬, ヘパリン, タクロリムス	
・集合管でのENaCの障害	
トリメトプリム, トリアムテレン アミロライド, ナファモスタット	
・集合管でのN^+-K^+-ATPase阻害	
シクロスポリン	
・集合管でのミネラルコルチコイド受容体阻害	
スピロノラクトン, エプレレノン	

ENaC：epithelial Na channel（上皮Na^+チャネル）
文献13を参考に作成

転倒の相対リスクは1.81（1.26〜2.60）であることが報告されている[10]．さらに，低ナトリウム血症の高齢者では，非椎体骨折の相対リスクが1.34（1.08〜1.68），椎体骨折の相対リスクが1.61（1.00〜2.59）であることも報告されている[11]．さらに近年，低ナトリウム血症では破骨細胞の活性が亢進し，骨粗鬆症のリスクとなる可能性が指摘されている．したがって，高齢者では特に，低ナトリウム血症による転倒や転倒による骨折にも注意が必要である．

2 高ナトリウム血症

高齢者では，前述のように，TBWが低下しており，口渇低下・飲水量の低下を認めることが高ナトリウム血症の主要な原因である．ADL低下を生じる身体疾患や認知症などの精神疾患により，自ら飲水行動ができない状況にも注意が必要である．特に，Alzheimer病患者は，ADHの分泌低下や欲動の低下による飲水行動の減少が報告されており[12]，同年代の高齢者と比較して，高ナトリウム血症の高リスクである．

3 高カリウム血症

高齢者のK排泄能力は低下しており，健康な高齢者でも，CKD G3b〜4の患者よりも低い．原因としては，加齢によるGFRの低下やRAASの抑制が考えられ，さらに高齢者ではアルドステロンに対する反応性低下もきたしている可能性がある．一方，高齢者の電解質異常のなかで高カリウム血症を生じる頻度は低い（0.9％）．これは，高齢者のK排泄能は低下しているが，食事の摂取量も低下し，K摂取量も低いためと考えられる．したがって，高齢者の高カリウム血症では，薬剤の影響（表3）やCKDの合併，消化管出血など，加齢以外の要素の影響を考える必要がある．

4 低カリウム血症

前述のように高齢者はK排泄障害を認めるため，低カリウム血症を認める際には，食事摂取量

の低下や下痢などの腎外喪失の増加，低カリウム血症を生じる薬剤（**表3**）の使用が考えられる．

おわりに

　このように高齢者ではさまざまな生理的変化を生じ，その変化が，種々の電解質異常に影響を及ぼすと考えられる．くり返しになるが，腎機能の低下と体液量の低下は純粋な加齢による変化であり，ANP増加やRAAS抑制，口渇の低下，尿濃縮力障害は，高齢者の体液過剰を予防し心負荷を軽減することが目的であると考えられる．

文献・参考文献

1) Luckey AE & Parsa CJ：Fluid and electrolytes in the aged. Arch Surg, 138：1055-1060, 2003
2) Lindeman RD, et al：Prevalence of mild impairment in renal function in a random sample of elders from a biethnic community survey. Int Urol Nephrol, 33：553-557, 2001
3) Phillips PA, et al：Reduced thirst after water deprivation in healthy elderly men. N Engl J Med, 311：753-759, 1984
4) Clerico A, et al：The circulating levels of cardiac natriuretic hormones in healthy adults：effects of age and sex. Clin Chem Lab Med, 40：371-377, 2002
5) Kurtz A, et al：Atrial natriuretic peptide inhibits renin release from juxtaglomerular cells by a cGMP-mediated process. Proc Natl Acad Sci U S A, 83：4769-4773, 1986
6) Burrell LM, et al：Effect of atrial natriuretic peptide on thirst and arginine vasopressin release in humans. Am J Physiol, 260：R475-R479, 1991
7) Liamis G, et al：Electrolyte disorders in community subjects：prevalence and risk factors. Am J Med, 126：256-263, 2013
8) Berl T：An elderly patient with chronic hyponatremia. Clin J Am Soc Nephrol, 8：469-475, 2013
9) Clark BA, et al：Increased susceptibility to thiazide-induced hyponatremia in the elderly. J Am Soc Nephrol, 5：1106-1111, 1994
10) Rittenhouse KJ, et al：Hyponatremia as a fall predictor in a geriatric trauma population. Injury, 46：119-123, 2015
11) Hoorn EJ, et al：Mild hyponatremia as a risk factor for fractures：the Rotterdam Study. J Bone Miner Res, 26：1822-1828, 2011
12) Albert SG, et al：Vasopressin response to dehydration in Alzheimer's disease. J Am Geriatr Soc, 37：843-847, 1989
13)「研修医のための輸液・水電解質・酸塩基平衡」（藤田芳郎，他／編），中外医学社，2015

プロフィール

小板橋賢一郎（Kenichiro Koitabashi）
聖マリアンナ医科大学腎臓・高血圧内科
医師は，常に新たな発見のある素晴らしい職業と日々感じ，勉強が必要だなと思います．本稿が研修医の先生方のお役に立てば幸いです．

第3章 総論：薬剤，高齢者，担癌患者と電解質異常

3. 担癌患者と電解質異常

宮内隆政

Point

- 担癌患者では電解質異常を伴うことが多く，予後の悪化につながるため介入が重要である
- 低ナトリウム血症の頻度が高く，特にSIADHが多い．また，医原性の低ナトリウム血症も多いため注意する
- 高カルシウム血症は癌との関連性が強い．原因・治療も含めて，この機会に理解をしておく
- 腫瘍崩壊症候群は血液腫瘍に多い．電解質異常も生じるため概念をしっかりと理解しておく必要がある

はじめに

　担癌患者における腎臓合併症として，AKI（acute kidney injury：急性腎不全），高血圧などがあるが，電解質異常も重要な合併症である．担癌患者の電解質異常はさまざまな種類があり，死亡率の上昇や生活の質（quality of life：QOL）の低下につながることがわかっている．担癌患者の電解質異常は難しいと思われるかもしれないが，この項を読み，担癌患者の電解質異常を少しでも容易に理解してもらいたい．
　今回，頻度の高いものとして低ナトリウム血症，高カルシウム血症，高カリウム血症，低カリウム血症，腫瘍崩壊症候群について解説する．まずは，これらの電解質異常をしっかりと把握することが重要である．

1. 低ナトリウム血症

　低ナトリウム血症は総Naに対する総水分量の過剰状態と定義される．その頻度は救急外来でも3.8％の割合で生じ，頻度の高い電解質異常である[1]．悪性腫瘍に伴う低ナトリウム血症は報告により異なるが，4％〜47％といわれている[2]．原因として表1のように鑑別があげられる．原因により治療が異なるため，鑑別のために詳細な病歴の聴取，身体診察や血液・尿検査の解釈が重要となる．頻度としてはSIADHが一番多いことに留意しておく必要がある．

表1　悪性腫瘍に伴う低ナトリウム血症の原因

・SIADH	・心不全（腫瘍性心膜炎）
・腎不全	・心因性多飲症
・肝不全	・ADH過剰（ストレス，疼痛，嘔吐）
・甲状腺機能低下	・肝硬変や低栄養に伴うサードスペースへの移行
・副腎不全	・中枢神経障害（原発や転移性）
・嘔吐・下痢に伴う消化管液喪失	・RSWS（renal salt wasting syndrome）
・薬剤 （利尿薬・シスプラチン・カルボプラチン・SSRI・NSAIDs・ステロイド減量・シクロホスファミド・麦角アルカロイド・ハロペリドール・カルバマゼピン）	・CSWS（cerebral salt-wasting syndrome） ・不適切な点滴投与

文献3を参考に作成

●ピットフォール

点滴投与による医原性低ナトリウム血症も多く認める．対策として，Na濃度の低い輸液製剤を漫然と使用しないことが大切である．

　担癌患者における低ナトリウム血症は死亡率や入院期間などの予後と密接にかかわる．死亡率に関しては，非ホジキンリンパ腫，腎細胞癌，胃癌，肺小細胞癌の患者の低ナトリウム血症と密接な関係がある．中等度から重度の低ナトリウム血症では入院期間が2倍であったとする報告がある[2]．また，低ナトリウム血症は肺小細胞癌治療にも影響があるといわれており，非ホジキンリンパ腫患者で血清Na 137 mEq/L未満の場合，化学療法後の寛解率や期間が短いという報告もある[4]．低ナトリウム血症自体が合併症の発生に関与するかは不明であるが，退院前の低ナトリウム血症の補正が入院期間や死亡率などを改善する可能性があることがいわれている[5]．この点からも担癌患者における低ナトリウム血症は早期の発見と対処が重要である．

●ワンポイントアドバイス

SIADH（syndrome of inappropriate antidiuretic hormone）

SIADHは悪性腫瘍に伴う低ナトリウム血症の原因で最多である．その機序は腫瘍や治療による異所性のAVP（arginine vasopressin）分泌である．

表2にその原因となる悪性腫瘍や治療薬を示す．特に肺小細胞癌に伴うSIADHはよく知られている．肺小細胞癌についで多い原因は頭頸部癌に伴うものである[6]．SIADHによって低ナトリウム血症をきたす機序は，腎臓の集合管にAVPが働きかけ不適切に自由水の再吸収を生じるためである．肺小細胞癌によるSIADHは重度であることが多いが，緩徐に進行するためか25％程度しか低ナトリウム血症の症状を呈さない．腫瘍の進行とともに低ナトリウム血症の重症度が悪化するかに関しては不明である．また，抗腫瘍薬もSIADHの原因となる．よく知られているものでは，シクロホスファミド，ビンブラスチン，ビンクリスチンである．癌以外の原因の場合と同様ではあるが，治療抵抗性のことが多い．理由としては根底の原因である悪性腫瘍が改善されなかったり，治療薬をやめられなかったりする場合が多いためである．治療抵抗性も多いため，3％生理食塩水やトルバプタンも治療の選択肢となりうる．

表2　SIADHの原因と治療

悪性腫瘍	治療
肺小細胞癌	シクロホスファミド
頭頸部癌	幹細胞移植
脳腫瘍（原発性，転移性）	ボルテゾミブ
血液腫瘍（リンパ腫，白血病，MM）	ビンクリスチン，ビンバスタチン
皮膚（黒色腫）	イホスファミド
消化器（食道癌，胃癌，膵臓癌，大腸癌）	シスプラチン，カルボプラチン
婦人科腫瘍，乳癌	メソトレキサート
前立腺癌・膀胱癌	インターフェロン α，γ
肉腫	モノクローナル製剤
副腎癌	ハイドロキシウレア
胸腺腫	イマチニブ

文献3を参考に作成

● ワンポイントアドバイス

RSWS（renal salt wasting syndrome：塩類喪失症候群）
RSWSでは近位尿細管や腎のNa・水再吸収障害でNa排泄亢進が生じ，低ナトリウム血症・循環血液量低下を生じる．その原因としては化学療法，特にシスプラチンとカルボプラチンが報告されている[7]．SIADHとは異なり，その治療は水分制限より塩分の補充を優先して行う．SIADHと異なり脱水（volume depletion）の所見を認めることは重要である．なお，脱水の表現には2つあることに注意しておく必要がある．細胞外液が欠乏している状態をvolume depletionといい，その治療には生理食塩水を，自由水欠乏している状態をdehydrationといいその治療には5％ブドウ糖液をそれぞれ投与する．

2. 高カルシウム血症

1 高カルシウム血症を合併する腫瘍

　高カルシウム血症は悪性腫瘍を有する患者の電解質異常で最多である．頻度は報告によりさまざまであるが，20〜40％といわれている[8]．高カルシウム血症の合併例は予後が悪いといわれており，Ca上昇例の半数近くが30日以内に死亡する確率が高い[9]．死亡率が高い理由としては，脱水，徐脈，痙攣，膵炎や昏睡によるものが一因と考えられている．

　悪性腫瘍で高カルシウム血症を合併する疾患としては乳癌，肺癌，頭頸部癌などが知られている．骨転移を合併しているイメージがあるかもしれないが，高カルシウム血症例に悪性腫瘍の骨転移が必ずしもみられるわけではなく，むしろ認めないケースも多い．ある研究では，高カルシウム血症を有している肺扁平上皮癌患者で，骨転移を有しているのは16％であった．また，肺小細胞癌で多発性の骨転移を認める患者でも，多くは高カルシウム血症を伴わないことが報告されている[10]．

2 Ca濃度の測定

Caは遊離Ca（イオン化Ca）とタンパク結合Caとして存在する．採血検査では2つを合わせた総Ca濃度として測定される（正常値は8.5〜10.5 mg/dL）．活性を有するのはイオン化Caであり，血液pHとタンパク（アルブミン）濃度によって大きく影響を受けるため，下記のように補正しCa濃度は計算する必要がある．

> 補正Ca値（mg/dL）＝実測Ca値（mg/dL）＋ ｛4.0－血中Alb値（g/dL）｝

悪性腫瘍患者では低アルブミン血症患者が多いので，可能であればイオン化Ca濃度は測定する必要がある．イオン化Caは血液ガス検査で測定可能である．

3 高カルシウム血症の治療戦略

高カルシウム血症では短期と長期の治療戦略が必要であり，原因によっても大きく左右されるため治療は複雑である[11]．しかし，原因にかかわらず，はじめに行うことはCa濃度を緊急的に下げることである．

1）細胞外液投与

中心となる治療は細胞外液投与であり，尿を確保することで腎臓からのCa排泄の増加につながる．高カルシウム血症ではほとんどの症例が循環血液量低下をきたし，腎血流が低下しているため，Ca排泄が低下し高カルシウム血症をきたしている．初期は全身状態にもよるが，一般的には200〜500 mL/時間の生理食塩水投与を行い，時間尿量を維持することが重要である．

2）ビスホスホネート製剤

次に骨からのCa排出を抑制するビスホスホネート製剤が重要である．ビスホスホネートは破骨細胞の働きを抑え，高カルシウム血症を防ぐ．具体的な薬剤として，ゾレドロン酸（ゾメタ®）やパミドロン酸が用いられる．しかし，これらの薬は尿細管障害や糸球体障害も報告されており，腎機能障害患者には容量調整が必要となる．ゾレドロン酸（ゾメタ®）とパミドロン酸を比較した報告もあり，その報告ではゾレドロン酸（ゾメタ®）の方が初回効果や効果時間なども有効であった[12]．代替薬としてRANKL阻害薬のデノスマブがある．RANKLは骨芽細胞（骨をつくる細胞）から分泌され，破骨細胞（骨を壊す細胞）に結合し破骨細胞を活性化させる働きをもつタンパク質である．デノスマブは非腎排泄であり，腎機能障害にかかわらず使用可能である．また，デノスマブは転移性腫瘍での骨関連イベントの抑制が報告されている[13]．

3）ステロイド

腫瘍により活性型ビタミンDが過剰になり高カルシウム血症をきたす症例では，ステロイド投与も有効である．ステロイド投与によって1αヒドロキシラーゼを阻害し活性型ビタミンD産生を阻害する[14]．しかし，ステロイド投与は即効性がないので，注意が必要である．

●ワンポイントアドバイス

高カルシウム血症を起こす機序

悪性腫瘍において高カルシウム血症を生じる機序は大きく4つに分かれる（表3）．頻度はHHM（humoral hypercalcemia of malignancy）が8割と最多であり，次にLOH（local osteolytic hypercalcemia）が多く，この2つが主な機序である．

表3 悪性腫瘍における高カルシウム血症の種類

種類	HHM	LOH	活性ビタミンD分泌(腫瘍から)	PTH分泌(腫瘍から)
頻度	80%	20%以下	稀	稀
機序	PTHrPを産出	骨融解因子による溶骨	腫瘍によるビタミンD産生	腫瘍によるPTH産生
多い癌	・肺扁平上皮癌 ・食道癌 ・腎細胞癌 ・前立腺癌 ・卵巣癌 ・子宮頸部癌	・多発性骨髄腫 ・乳癌 ・肺癌転移 ・悪性リンパ腫	・Hodgkingリンパ腫 ・非Hodgkingリンパ腫 ・多発性骨髄腫	・卵巣癌 ・甲状腺乳頭癌 ・横紋筋肉腫

PTHrP:PTH-related protein

●ワンポイントアドバイス
悪性腫瘍に伴う高カルシウム血症の鑑別

悪性腫瘍に伴う高カルシウム血症の鑑別をするうえで,iPTH〔インタクト(intact)PTH〕,PTHrP,活性型ビタミンD濃度,血清P濃度が役に立つことが多く,下記の順序で考えるとわかりやすい.
① iPTHを測定し,正常〜高値であれば副甲状腺の検索をする.低値であれば,ほかの原因の検索を行う.
② 低リン血症があればPTHrP上昇のHHMを疑う.
③ 高リン血症があれば活性ビタミンD上昇によるものを疑いカルシトリオール〔1,25(OH)$_2$D$_3$〕を測定する.

3. 高カリウム血症

悪性腫瘍に伴う高カリウム血症は急性腎不全,横紋筋融解症,腫瘍崩壊症候群などの際に認めることが多い.頻度は低いが,悪性腫瘍転移に伴う副腎不全や薬物(ケトコナゾール,メチラポン,カルシニューリン阻害薬,NSAIDs,ヘパリン,トリメトプリム)に伴うものもある.その治療は基本的には悪性腫瘍を有していない高カリウム血症と同じである.

●悪性腫瘍の高カリウム血症患者のピットフォール
悪性腫瘍患者の高カリウム血症では偽性高カリウム血症には注意をしなくてはならない[15].白血球増加や血小板増加をきたす疾患(慢性リンパ性白血病,急性骨髄性リンパ腫や本態性血小板増多症など)では血液採取後に白血球や血小板の細胞内からKシフトを起こすためである.偽性高カリウム血症では血清と血漿のK値の差が0.4 mEq/L以上になるので鑑別することができる.

4. 低カリウム血症

低カリウム血症は悪性腫瘍に合併する電解質異常で2番目に多い[16]．その原因としてさまざまな因子が関与しており，薬物によるもの（アンホテリシンB，アミノグリコシド，シスプラチン，イソファミドなど）や消化管（嘔吐・下痢）や尿からのK排泄の亢進などがある．その治療は基本的には悪性腫瘍を有していない低カリウム血症と同じである．なお，その頻度は高くないが異所性ACTH（副腎皮質刺激ホルモン）産生腫瘍による重度低カリウム血症は常に考慮する必要があり，気管支カルチノイド腫瘍や肺小細胞癌や肺腺癌や髄様癌などでみられることが多く，この場合には腫瘍の外科的切除が必要となる．

Advanced Lecture

■ 腫瘍崩壊症候群（tumor lysis syndrome：TLS）

腫瘍崩壊症候群は腫瘍細胞の自然崩壊，または化学療法による崩壊で細胞内含有物の放出が生じる疾患である．電解質異常として高リン血症，高カリウム血症や低カルシウム血症がよくみられる．

1）TLSの分類

TLSは検査学的TLS（laboratory TLS）と臨床的TLS（clinical TLS）の2つに分かれる（表4）．腫瘍崩壊症候群のリスクの高い悪性腫瘍は腫瘍量が多く，治療に対する反応が高いものが多いといわれている．固形腫瘍では一般的にはリスクが低く，血液腫瘍でBurkitリンパ腫や，リンパ芽球性白血病，びまん性大細胞性リンパ腫はリスクが高い．そのほかに腫瘍の大きさが大きいもの（＞10 cm），LDH上昇（正常の2倍以上），WBC上昇（＞50,000），臓器浸潤症例，高尿酸血症（＞7.5 mg/dL），腎障害合併ありなどはリスクが高い（第5章1-⑦表1参照）．

表4　TLSの分類

検査学的TLS（laboratory TLS）	臨床的TLS（clinical TLS）
1. 高尿酸血症：UA＞8 mg/dL 2. 高リン血症：P＞4.5 mg/dL 3. 高カリウム血症：K＞6 mEq/L 4. 低カルシウム血症：Ca＜7.0 mg/dL	・検査学的TLS 　　＋ 1. 急性腎障害（血清Cr値が基準値の1.5倍以上） 2. 不整脈 3. 痙攣

文献17を参考に作成

2）TLSの治療

臨床的TLSを発症すると致死的となるので，しっかりとリスク評価を行いTLSのタイプを大きく4つに分けて治療を行う必要がある（表5）．

表5　TLSの治療

①臨床的TLSと確定したもの	ICUに入室し電解質異常による不整脈などの認知のためモニター管理を行い，補液投与＋ラスブリカーゼを行い，必要に応じて透析を考慮する
②臨床的TLSになるリスクが高度	モニター管理を行い，補液＋ラスブリカーゼ投与を行う
③臨床的TLSになるリスクが中等度	補液投与＋フェブキソスタットもしくはアロプリノールを投与する
④臨床的TLSになるリスクが軽度	補液投与±フェブキソスタットもしくはアロプリノールを投与する

●処方例
- アロプリノール（アノプロリン®）：1回量100 mg　1日2〜3回
- ラスブリカーゼ（ラスリテック®）：0.2 mg/kgを1日1回30分以上かけて投与（生理食塩水50 mLに希釈して）

　補液は中等度，高度リスク，臨床的TLSの患者では大量補液が推奨される．尿量を確保して尿細管の尿酸の沈着を抑えるためである．

　アロプリノールと外因性尿酸酸化酵素であるラスブリカーゼの使い分けとして，すでに高尿酸血症がある症例では，アロプリノールは効果がなく，ラスブリカーゼを用いて高尿酸血症の治療を行う．

5. 電解質異常の治療

- 高リン血症：経口リン吸着薬（Ca含有のものは避ける），高度の場合は透析を考慮．
- 高カリウム血症：通常の高カリウム血症の治療と同様．
- 低カルシウム血症：症候性の場合はグルコン酸カルシウム静注を行う．無症候性の場合はリン酸と錯体をつくり沈殿し腎障害悪化につながるため，Ca補充は避ける．

　詳細は**第4章**参照．

おわりに

　今回悪性腫瘍に関連した電解質異常のうち頻度の高いものにつき解説した．悪性腫瘍に伴う電解質異常症は悪性腫瘍自体でも，抗癌剤などの治療薬でも起こりうることは留意する必要がある．担癌患者の電解質異常の理解に今回の項を役立ててもらいたい．

文献・参考文献

1) Lee CT, et al：Hyponatremia in the emergency department. Am J Emerg Med, 18：264-268, 2000
2) Castillo JJ, et al：Diagnosis and management of hyponatremia in cancer patients. Oncologist, 17：756-765, 2012

3) Rosner MH & Dalkin AC：Electrolyte disorders associated with cancer. Adv Chronic Kidney Dis, 21：7-17, 2014
4) Dhaliwal HS, et al：Combination chemotherapy for intermediate and high grade non-Hodgkin's lymphoma. Br J Cancer, 68：767-774, 1993
5) Chawla A, et al：Mortality and serum sodium：do patients die from or with hyponatremia？ Clin J Am Soc Nephrol, 6：960-965, 2011
6) Ferlito A, et al：Syndrome of inappropriate antidiuretic hormone secretion associated with head neck cancers：review of the literature. Ann Otol Rhinol Laryngol, 106：878-883, 1997
7) Cao L, et al：Renal salt-wasting syndrome in a patient with cisplatin-induced hyponatremia：case report. Am J Clin Oncol, 25：344-346, 2002
8) Mundy GR & Guise TA：Hypercalcemia of malignancy. Am J Med, 103：134-145, 1997
9) Ralston SH, et al：Cancer-associated hypercalcemia：morbidity and mortality. Clinical experience in 126 treated patients. Ann Intern Med, 112：499-504, 1990
10) Barri YM & Knochel JP：Hypercalcemia and electrolyte disturbances in malignancy. Hematol Oncol Clin North Am, 10：775-790, 1996
11) Rosner MH & Dalkin AC：Onco-nephrology：the pathophysiology and treatment of malignancy-associated hypercalcemia. Clin J Am Soc Nephrol, 7：1722-1729, 2012
12) Major P, et al：Zoledronic acid is superior to pamidronate in the treatment of hypercalcemia of malignancy：a pooled analysis of two randomized, controlled clinical trials. J Clin Oncol, 19：558-567, 2001
13) Castellano D, et al：The role of RANK-ligand inhibition in cancer：the story of denosumab. Oncologist, 16：136-145, 2011
14) Bilezikian JP：Management of acute hypercalcemia. N Engl J Med, 326：1196-1203, 1992
15) Sevastos N, et al：Pseudohyperkalemia in serum：a new insight into an old phenomenon. Clin Med Res, 6：30-32, 2008
16) O'Regan S, et al：Electrolyte and acid-base disturbances in the management of leukemia. Blood, 49：345-353, 1977
17) Howard SC, et al：The tumor lysis syndrome. N Engl J Med, 364：1844-1854, 2011
↑腫瘍崩壊症候群に関し，とてもわかりやすい論文である．

プロフィール

宮内隆政（Takamasa Miyauchi）
聖路加国際病院腎臓内科
初期研修医にとって電解質異常は興味深い分野の1つだと思います．
大変な診療の合間にも，疑問に思ったことを積極的に勉強しながら，頑張ってください．もし，腎臓内科に興味があれば当院にもぜひ遊びにいらしてください．

第4章

各論

電解質異常の症状，原因，診断，治療

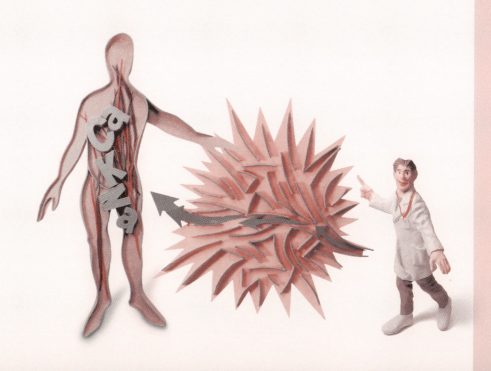

第4章 各論：電解質異常の症状，原因，診断，治療

1. 高ナトリウム血症

佐々木 彰

●Point●

- 高ナトリウム血症は，内科的に重篤な状態である
- 高ナトリウム血症は，細胞内脱水を有するため，細胞内へ水を補充する
- 高ナトリウム血症の細胞外液量は，減少・正常・増加，いずれの状態もありうる

はじめに

血清ナトリウム（Na）濃度が，**145 mEq/Lを超える状態を高ナトリウム血症**という．まず重要なのは，高ナトリウム血症をみた場合に，「その患者が内科的に重篤な状態にある可能性が高い」いう認識を正しくもつことである．なぜなら口渇を適切に知覚し，それに応じて飲水することができる人は，（血清の濃度を薄めることができるため）基本的に高ナトリウム血症に陥らないからである．つまり，高Naの背景には，口渇に応じて自分の意思通りに飲水できない状態，口渇を知覚することができない状態が存在すると疑ってよい．具体的にどのような状態かを想像してみると高ナトリウム血症を呈する患者層（意識障害の成人，乳幼児，口渇はあるが水へアクセスできない人…）がイメージできるのではないだろうか？

では以下で，高ナトリウム血症について解説していく．

1. 症状

高ナトリウム血症では，濃度勾配に従って細胞内から細胞外に自由水が移動し，その結果として細胞内脱水をきたす．特に頭蓋内では脳細胞が脱水で萎縮するため，さまざまな神経症状（**表1**）が出現する．脳細胞は脱水にいたる前に（重要臓器なだけあって），いくつかの防御機構を発動させる．具体的には，高ナトリウム血症の極早期（自由水の移動とほぼ同時）には細胞外から細胞内に電解質（Na^+，K^+，Cl^- など）が移動し自由水の移動（細胞内→細胞外）を軽減する仕組みが働き，約24時間後には脳細胞内で有機溶質（アミノ酸，タウリン，ミオイノシトールなど）が産生され，細胞内の浸透圧を上げる仕組みが機能することが知られている．実際に，高ナトリウム血症が緩やかに発症・進行する際は，これらの防御機構により神経症状をきたしにくく，逆に急激に血清Na濃度が上昇する場合は防護機構が追い付かず神経症状が出やすい[1〜3]．さらに脳細胞が脱水により萎縮すると脳血管が引っ張られ破裂し，脳出血を発症することがあるため注意が必要である．

表1 高ナトリウム血症の症状

早期
無気力
脱力
倦怠感
いらいら感
興奮状態
進行した場合
痙攣
てんかん
意識障害
昏睡（心肺停止）

2. 原因

　血清Na濃度の調整は，「細胞外の自由水量の調節」によって行われる．細胞外の自由水量の調節におけるキープレイヤーは，「飲水行動」と「バソプレシン（antidiuretic hormone：ADH）」の2つである．基本的には，口渇に応じた飲水行動が適切にできる限りは，高ナトリウム血症にはならない．

　ベッドサイドで「高ナトリウム血症といえば脱水」と覚えてしまっている人が散見されるが，これだけでは表現が不十分である．たしかに高ナトリウム血症は，「細胞内」脱水を有すると考えてよい．しかし，「細胞外」液量については，減少・正常・増加と多彩な病態をとりうることを肝に銘じておく必要がある．なぜこのような混乱が起こるのかと考えてみると，その原因は，本邦ではしばしば，本来別々の概念である「自由水の不足」と「NaClの不足」をいずれも『脱水』と呼んでしまっていることに一因がある．さらに血清"Na"濃度を規定するのがNaClの量でなく，自由水である点も混乱の原因である．基本的に，細胞外液量はNaClの量と密接にリンクしており，レニン-アンギオテンシン系，交感神経系などの機構で体内量が調整されている．一方，高ナトリウム血症で不足している自由水の調整は前述のように飲水行動とADHで調整されているため分けて考える必要がある．

　細胞外液量の評価がなぜ重要かというと，高ナトリウム血症の原因を考えるときに，細胞外液量（NaCl量）が「減少している」，「正常である」，「増加している」という3つの病態に分けて原因を考えると理解しやすいからである．さらに後述する診断や治療の方針もこれらのいずれの病態にあるかによって大きく異なってくる（表2①〜③）[1, 4]．

3. 診断

　上記の原因（病態）に応じて鑑別していくと，鑑別診断は比較的容易である．まず，細胞外液量の評価が最初のステップである．細胞外液量の評価は，病歴・身体所見で行う．細胞外液量が減少しているときには，頻脈や立ちくらみ（起立性の血圧低下），毛細血管充満時間（capillary refilling time）＞2秒などが参考になり，細胞外液量が過剰の場合は補液などからのNa$^+$の負荷

表2-① 細胞外液量が減少する高ナトリウム血症の病態

腎臓からのNaCl喪失
浸透圧利尿（マンニトール，高血糖など）
急性腎障害（特に腎後性）の回復期
ループ利尿薬（細胞外液正常もありうる）
腎外からのNaCl喪失
消化管からの喪失（嘔吐，下痢，胃管排液）
皮膚からの喪失（熱傷，過剰な発汗）

表2-② 細胞外液量が正常の高ナトリウム血症の病態

腎臓からの自由水喪失
中枢性尿崩症
・外傷（特に頭蓋底骨折）
・脳外科術後（特に脳下垂体手術）
・頭蓋内占拠性病変（サルコイドーシスも忘れない）
・中枢神経系感染症（髄膜炎，脳炎など）
・頭蓋内血管病変（動脈瘤など）
・脳低酸素後（蘇生後脳症など）
・特発性
腎性尿崩症
・遺伝性（アクアポリン2欠乏）
・薬剤性（リチウム，テトラサイクリン，トルバプタン，シスプラチンなど）
・電解質異常（高カルシウム血症，低カリウム血症）
・間質性腎炎
・腎後性腎不全
バソプレシンの破壊亢進
・バソプレシナーゼ産生組織の存在
腎外からの自由水喪失
不感蒸散の増加（皮膚：発汗↑・体内外の温度↑，呼吸：分時換気量↑）
自由水摂取（飲水）の低下*
・寡飲症（hypodipsia）
・飲水アクセス不可（意識障害，補液，食事制限，ネグレクトなど）
・reset osmostat
細胞内外の移動
・横紋筋融解症
・てんかん（痙攣）

＊細胞外液量が減少した病態もきたしうる

表2-③ 細胞外液量が過剰の高ナトリウム血症の病態

医原性にNa⁺を過剰投与
・高張液や重炭酸ナトリウム溶液の過剰投与
・海での溺水

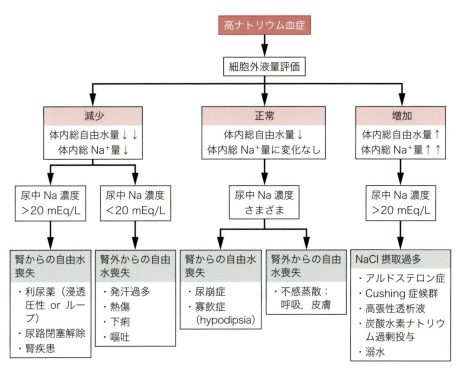

図1　高ナトリウム血症の鑑別アルゴリズム
文献5より引用

となるエピソードが診断に有用である．以後は，図1に示すアルゴリズムを参考に鑑別をすすめる．

　尿崩症の診断は，病歴，尿量，尿浸透圧，血漿AVP濃度，AVP分泌負荷試験の結果から心因性多飲を除外して診断となる．また，高張食塩水負荷試験を行い，投与後に尿浸透圧が300 mmol/kg以上まで増加する場合は，尿崩症は否定的である（尿崩症では，尿濃縮に変化なし）．高張食塩水負荷試験における中枢性尿崩症と腎性尿崩症との鑑別点は，前者の血漿AVP濃度が低値横ばいなのに対し，後者は血漿AVP濃度が基準値〜高値であったのが血漿浸透圧の上がりに反応して上昇する点である．

4. 治療

　治療は図2のようにすすめるとよい．このアルゴリズムにそって治療をすすめるにあたり，注意する2つのポイントがある．

　1つ目は，初期評価で細胞外液量が減少している場合は，（よほど細胞内脱水による神経症状が顕著でない限り）迅速に生理食塩水で補充し循環動態を適正化することである．2つ目は，血清Na濃度の補正速度を10〜12 mEq/L/日以内に留めることである．

　1つ目のポイントのコンセプトは，症状がない細胞内脱水においては，まずバイタルサインに直結する循環動態の適正化を優先するということである．また，細胞外液量を適正化する細胞外液量の補正に生理食塩水を使用する理由は，細胞外液を迅速に補充する過程でできるだけ血清Na

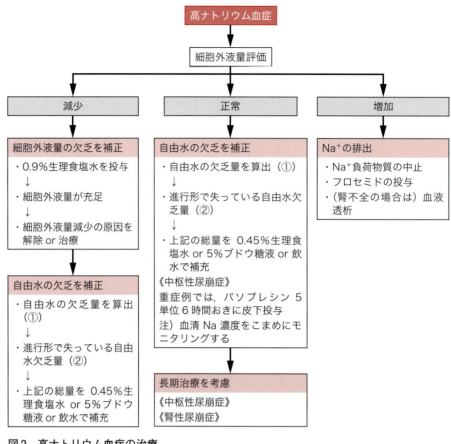

図2 高ナトリウム血症の治療
文献5を参考に作成

濃度を過剰補正しないためである．後述するが，急激な血清Naの補正は，脳細胞障害の原因となる．2つ目のポイントのコンセプトは，（特にゆっくりと完成した）高ナトリウム血症では脳細胞は種々の機構（前述）が機能した結果，細胞内外の自由水は平衡状態となっており，そこで急激に血清Na濃度を低下させると，自由水が脳細胞内に移動し脳浮腫になることがある．これを回避するための血清Na濃度の補正速度には，絶対に安全という値は存在しないが，目安として10～12 mEq/L/日を超えないように補正するということである．

> ●ワンポイントアドバイス
>
> **自由水欠乏量の評価**
> 図2の図中に示した①，②を評価するために有用な式を紹介する．
> **①現時点の自由水欠乏量の評価**
>
> $$自由水欠乏量 = 体重 \times 0.6 \times \frac{血清Na濃度 - 140}{140}$$
>
> （自由水欠乏量［mL/日］，血清Na濃度［mEq/L］）

②進行形で失っている自由水欠乏量

②-1　不感蒸散
　一般的に男性で15〜20 mL/kg/日，女性で10〜15 mL/kg/日ほどである．発熱，頻呼吸，感染，熱傷などの状態では，不感蒸散は増加するため，適宜調整を行う．

②-2　不感蒸散以外

$$失われる自由水（mL/日）= 排液量（mL/日）\times \left(1 - \frac{排液中Na濃度 + 排液中K濃度}{血清Na濃度}\right)$$

（例：尿であれば尿量［mL/日］，尿中Na濃度［mEq/L］，尿中K濃度［mEq/L］から算出）

尿およびそれ以外の無視できない（ドレーンやストーマなど）排液で上記を算出し合計する．

おわりに

　高ナトリウム血症は，比較的シンプルな病態であるが，適切に原因を解除しないと改善しないことも多いため，系統的に鑑別を行い，治療へ移ることが重要である．神経症状や循環動態の破綻を伴う場合は迅速かつ的確に対応，そうでないときは落ち着いて自由水の補充および原因の治療というように，メリハリをつけて診療ができるようになることを目指したい．

文献・参考文献

1) 「Fluid, Electrolyte, and Acid-Base Physiology Fifth Edition」（Kamel S & Halperin ML），Saunders, 2016
2) 「Clinical Physiology of Acid-Base and Electrolyte Disorders Fifth Edition」（Burton DR & Theodore WP），McGraw-Hill, 2010
3) 「研修医のための輸液・水電解質・酸塩基平衡」（藤田芳郎，他/編），中外医学社，2015
4) Overgaard-Steensen C & Ring T：Clinical review：practical approach to hyponatraemia and hypernatraemia in critically ill patients. Crit Care, 17：206, 2013
5) 「Comprehensive Clinical Nephrology Fifth Edition」（Johnson RJ, et al），Saunders, 2014

プロフィール

佐々木 彰（Sho Sasaki）
飯塚病院腎臓内科／臨床研究支援室
最近は，自家製からすみ造りにはまっています．からすみも，腎臓診療（もちろん高ナトリウム血症も）も，塩梅をまちがえないことが大事だとしみじみ感じ入る日々です．後期研修医も随時募集中です．興味がある人は気軽に御一報を！

第4章 各論：電解質異常の症状，原因，診断，治療

2. 低ナトリウム血症

座間味 亮

Point

- 低ナトリウム血症の原因はADH，口渇の異常に伴う自由水の調整異常である
- 低ナトリウム血症の鑑別・治療において，体液量の評価は非常に重要である
- 治療の原則は塩分負荷，水制限のいずれか，または両方である
- 過剰補正は避けるべきであり，そのためには頻回の血液検査と尿量測定が重要である

はじめに

　低ナトリウム血症は電解質異常のなかで最多であり，入院患者の50％以上を占めるという報告がある[1]．さらに，低ナトリウム血症は心不全，肝硬変，心筋梗塞，肺炎などの予後との関連も指摘されており[2]，特に心不全において低ナトリウム血症の積極的な補正により予後を改善することができる可能性も示唆されている[3]．したがって，そのマネージメントは非常に重要である．本稿では，低ナトリウム血症の症状から治療についてまで概説する．

1. 症状

　低ナトリウム血症に伴う症状はすなわち，**脳浮腫に伴う頭蓋内圧亢進症状**である．Na低下速度が速いほど，症状は重篤になりやすい．症状により治療の強度が変わるため，低ナトリウム血症患者を診たらまず重症度の判定を行う．重症度は**表**に示す通りである[4]．特筆すべきは，嘔吐を伴わない悪心や頭痛がある時点で中等症となり，積極的な治療が必要である点である

2. 原因

　低ナトリウム血症の原因はほとんどの場合，①抗利尿ホルモン（ADH）の分泌異常，②口渇の異常のいずれかに分類できる．まず，低ナトリウム血症の病態について考察する．

1 Na濃度

　Na濃度はどのように調節されているのであろうか．例えば塩分を摂取した場合，当然Na濃度

表　低ナトリウム血症の重症度

重症度	症状
中等症	嘔吐を伴わない悪心 錯乱 頭痛
重症	嘔吐 心肺窮迫 異常な深い傾眠 痙攣 昏睡（GCS≦8）

文献4より引用

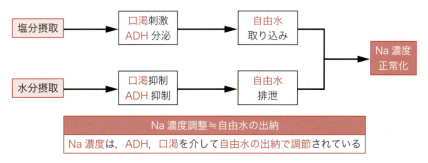

図1　Na濃度調整の生理
Na濃度調整はADHと口渇による自由水の出納で行われている．
すなわち，ADHと口渇が正常であれば低ナトリウム血症はまず起こらない

は上昇するが，Na濃度上昇は視床下部で感知され口渇を発生することで水分摂取を促す．さらに下垂体後葉よりADHを分泌することで腎よりの自由水再吸収を亢進させる．すなわち，Na濃度上昇は，自由水の経口摂取と腎よりの自由水再吸収によって調整されている．逆に自由水を摂取した場合，Na濃度低下を視床下部で感知し，口渇を抑制することで水分摂取を抑制し，ADH分泌を抑制することで腎より自由水を排泄する．すなわち，Na濃度低下は自由水の経口摂取抑制と，腎よりの自由水再吸収抑制によって調整されている（図1）．

以上より，Na濃度調整で重要なのは，**口渇とADHによる自由水の調整**である．極論すると，**Na濃度異常は口渇異常およびADHの分泌異常がなければ基本的には起こらない**．

2　ADHの分泌刺激

ADH分泌刺激は①浸透圧刺激，②非浸透圧刺激の2つに分けられる．浸透圧刺激とは先に示した通り，逸脱した浸透圧をもとに戻すための分泌であり，Na濃度を調整するための分泌である．一方，非浸透圧刺激とは悪心，疼痛，妊娠，薬剤などに伴う分泌が有名であるが，低ナトリウム血症の原因において最も重要な分泌刺激は，**著明な有効循環血漿量低下時に分泌されることである**．通常，有効循環血漿量減少に対して，レニン−アンギオテンシン−アルドステロン系や交感神経によりNa再吸収を亢進させることで対応するが，それでも改善しない著明な有効循環血漿量低下が起こるとADHが分泌される．それにより自由水を再吸収することで体液を増加させることができるが，一方で，非浸透圧刺激によるADH分泌はNa濃度を低下させてしまう．これは，浸透圧を犠牲にして体液量，ひいては血圧を維持しようとする苦肉の策にほかならない．この作用が低ナトリウム血症の発症機序として重要である．

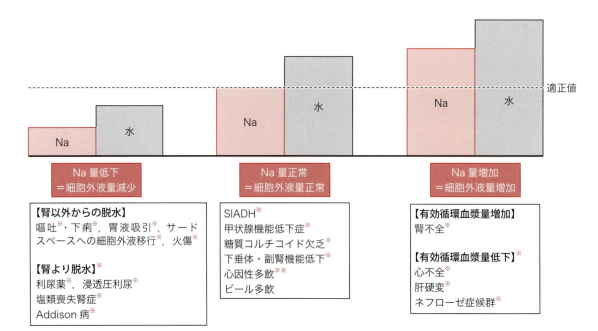

図2 体液量による低ナトリウム血症の鑑別
※はADHの非浸透圧分泌刺激による分泌，※※は飲水の異常を示す．図よりほとんどがADH分泌異常と口渇の異常で説明できることがわかる．腎不全はADH作用部位の異常ととらえることができる．SIADH：syndrome of inappropriate antidiuretic hormone（抗利尿ホルモン分泌異常症候群）
文献6を参考に作成

　注意が必要な点は，この作用は細胞外液量減少のときのみでなく，細胞外液が多いときも起こる可能性があることである．具体的には心不全や肝硬変，ネフローゼ症候群に伴う有効循環血漿量低下である．これらの疾患は，細胞外液量が多く浮腫性疾患であるにもかかわらず有効循環血漿量低下を起こすので，ADH分泌刺激となり，低ナトリウム血症を生じる．

3. 診断

　従来，体液量により有効循環血液量減少症（hypovolemia），正常有効循環血液量（euvolemia），有効循環血液量増加症（hypervolemia）の3つに分類することが低ナトリウム血症の鑑別の第一歩であった．しかし近年，臨床的な体液評価の不正確性が問題となり[5]，より客観的な指標で鑑別を行うことが求められるようになっている[4]．しかし，低ナトリウム血症の病態，治療を考えるうえで体液量評価を考えることはいまだ非常に重要である．

　まず，細胞外液量とは何であろうか．それは体内の総Na量にほかならない．Naが体内に入ると，Naは細胞外に分布する．それにより血清浸透圧上昇が起こるため，ADHや口渇の作用により血清浸透圧が280 mOsm/L（おおよそNa濃度が140 mEq/L）になるように自由水を取り込む．すなわち，それは細胞外液量の増加にほかならない．したがって細胞外液量≒総Na量である．それを踏まえて図2を見ていただきたい[6]．Na量の多寡で3つに分けているが，それは細胞外液量の多寡で分けていることと同義である．ここで注目すべきは，先に述べた通りほとんどすべての原因がADHの分泌異常または口渇の異常で説明可能ということである．これは，前述の『Na濃

度の異常は口渇またはADHの異常である』ということを裏付ける．

4. 治療

1 低ナトリウム血症治療の基本原則

　低ナトリウム血症の治療は，①塩を入れる，②水を制限する，のどちらか，または両方である．その判断を行う際に先の鑑別が活きる．図2をもう一度見ていただきたい．総Na量減少の場合，正常ラインに近づけるにはNaを入れればよい，すなわち塩を負荷すればよい．一方で総Na量正常または過剰である場合，水が相対的に過剰であるので水制限を行えばよいことがわかる．塩分負荷と水制限を逆に行ってしまうと，細胞外液減少患者の血圧低下を引き起こしたり，細胞外液量増加患者の心不全を惹起する可能性があり禁忌になりうる．

2 中等症以上の症候性低ナトリウム血症の治療

　中等症以上の症状がある患者においては，3％NaCl溶液を使用して補正することが原則である．多くの症候性低ナトリウム血症において，5 mEq/Lの血清Na濃度上昇で症状改善に有効であることが報告されている[7]．そのため重篤な症候性である場合，まずすみやかに5 mEq/Lの上昇をめざし，その後緩徐にNa濃度を上昇させることが理に適っている．そのためには3％NaCl溶液を使用し，下記のAdrogue-Madias式（A-M式）を用いてΔ［Na］1〜2 mEq/L/時程度を上限に上昇させるように補液する．適宜血液検査を行いながらNa濃度をチェックして，補液の調整を行う．症状改善またはNa濃度5 mEq/Lの上昇を達成した時点で補正スピードを緩め，基本的に24時間で8 mEq/Lの上昇にとどめることが望まれる．A-M式とは，ある輸液1L投与後の血清Na濃度の変化を推測する計算式であり，

Δ［Na］＝｛輸液中（［Na］＋［K］）−血清［Na］｝÷（総体液量＋1）

という計算式で表される．

3 尿電解質および尿量の重要性

　一方で，A-M式による低ナトリウム血症の補正は，過剰補正になりやすいことが知られている[4]．それは，この計算には尿から排泄されるNa量や自由水量は含まないためと考えられる．その際重要なことは，血清［Na］と尿中［Na］＋［K］のバランスである．

血清［Na］≫尿中［Na］＋［K］：血清［Na］は治療なしでも改善する傾向⇒A-M式 過剰補正
血清［Na］＜尿中［Na］＋［K］：血清［Na］は治療しなければ増悪する傾向⇒A-M式過小補正

　Na補正の際には上記のどちらであるかを頭に入れて補正するべきである．臨床上多いのは前者であるため，A-M式は過剰補正しやすい．

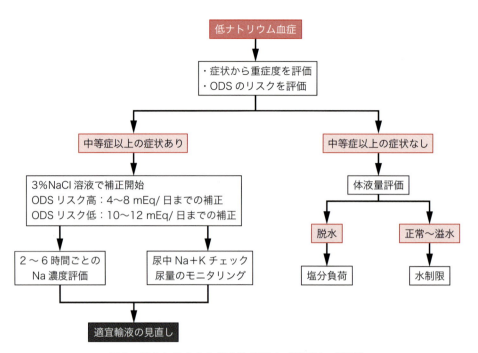

図3 低ナトリウム血症の治療アルゴリズム(私案)

●ワンポイントアドバイス

脱水に伴う低ナトリウム血症

特に脱水に伴う低ナトリウム血症の場合,尿中[Na]≦30 mEq/Lであることが特徴である.この場合,なぜ低張尿が出ているのに低ナトリウム血症となるのであろうか.それは低張尿であっても脱水に伴い尿の絶対量が少ないためである.しかし,脱水の補正に伴い利尿がつくと,大量の低張尿が排泄されることで血清Na濃度過剰補正が起こるため,尿量の変化には十分に注意する必要がある.

4 過剰補正しないための注意

　低ナトリウム血症治療において細心の注意を払うべき事項は,過剰補正を避けるということである.急激な低ナトリウム血症の補正は浸透圧性脱髄症候群(ODS)を惹起する可能性があり,発症すると不可逆的な神経学的障害を残すことがある.したがって24時間で10～12 mEq/L,48時間で18 mEq/L以上の補正は避ける.ただし,ODSのハイリスク群(血清Na濃度≦105 mEq/L,低カリウム血症,アルコール依存症,低栄養,進行した肝疾患患者のいずれかを満たす患者)においては,さらに低い目標とすることが望ましい(4～8 mEq/24時間)[8].

　過剰補正しないためには何よりも,**頻回のNa濃度のチェックと,尿中電解質と尿量の評価**である.前述の通り,尿量の増加はNa補正がうまくいかなくなる主要因である.予期せぬ尿量増加がある場合は血液検査の頻度を増やすなどの対策が必要である.

　低ナトリウム血症治療におけるフローチャート(私見)を図3に記す.

おわりに

　低ナトリウム血症は前述の通り最も頻度が高い電解質異常であるが，ほかの電解質異常に比較して補正に難渋することが多く，かつ過剰補正厳禁という厄介な電解質異常でもある．教科書通りに治療を行っても思い通りに補正できないことも多く，経験も必要である．経験上，低ナトリウム血症の治療がうまくいかないときは水分制限が十分でないことが多く，低ナトリウム血症はあくまで自由水調整異常である点を忘れることないよう注意することが大事である．

文献・参考文献

1) Upadhyay A, et al：Incidence and prevalence of hyponatremia. Am J Med, 119：S30-S35, 2006
2) Corona G, et al：Moderate hyponatremia is associated with increased risk of mortality：evidence from a meta-analysis. PLoS One, 8：e80451, 2013
3) Gandhi S, et al：Hypertonic saline with furosemide for the treatment of acute congestive heart failure：a systematic review and meta-analysis. Int J Cardiol, 173：139-145, 2014
4) Spasovski G, et al：Clinical practice guideline on diagnosis and treatment of hyponatraemia. Eur J Endocrinol, 170：G1-G47, 2014
5) McGee S, et al：The rational clinical examination. Is this patient hypovolemic? JAMA, 281：1022-1029, 1999
6) 「より理解を深める！体液電解質異常と輸液 改訂第3版」（柴垣有吾/著，深川雅史/監），中外医学社，2007
7) Sterns RH, et al：The treatment of hyponatremia. Semin Nephrol, 29：282-299, 2009
8) Verbalis JG, et al：Diagnosis, evaluation, and treatment of hyponatremia：expert panel recommendations. Am J Med, 126：S1-S42, 2013

参考文献・もっと学びたい人のために

1) 「より理解を深める！体液電解質異常と輸液 改訂第3版」（柴垣有吾/著，深川雅史/監），中外医学社，2007
2) 「体液異常と腎臓の病態生理 第3版」（Rennke HG & Denker BM/著，黒川 清/監，和田健彦，花房規男/監訳），メディカル・サイエンス・インターナショナル，2015

プロフィール

座間味 亮（Ryo Zamami）
琉球大学循環器・腎臓・神経内科学
沖縄出身．琉球大学卒．以前より電解質に興味があり，聖マリアンナ医科大学で研修し，現在沖縄で電解質に興味のある学生，研修医を教育中．本書を通して電解質に興味をもつ方が1人でもいれば幸いです．

第4章 各論：電解質異常の症状，原因，診断，治療

3. 高カリウム血症

今井直彦

> **Point**
> - 高カリウム血症の心電図変化は多彩であるが，心電図変化が全くみられないこともある
> - 腎機能が正常であればKの過剰摂取のみで高カリウム血症になることはない
> - 血液透析はすぐには始められない．早めに腎臓内科医に連絡をする

はじめに

　血清K濃度が5.5 mEq/L以上を高カリウム血症という．意外かもしれないが，高カリウム血症は低ナトリウム血症，高ナトリウム血症，そして低カリウム血症よりもその臨床頻度は少ない[1]．その臨床症状は通常，血清K濃度が6.5 mEq/Lを超えるとみられることが多い．その一方で，臨床症状が認められなくても，血清K濃度が6.5 mEq/L以上の場合は，致死的不整脈が誘発されやすいため，迅速な対応が必要となり，精通している必要がある．

1. 症状

　高カリウム血症の症状では不整脈や徐脈といった心臓の症状と筋力低下や麻痺といった筋の症状がみられる．軽度の高カリウム血症では無症状であることが多い．心電図所見や非特異的な症状である筋力低下などから高カリウム血症を疑うこともときとして必要となる．

1 心臓の症状

　心電図変化の所見としては，よく知られているのが**T波の増高，P波の消失，QRSの開大**である．一般にT波の増高→P波の低下・PR間隔の延長・QRSの開大→P波の消失・QRSのさらなる開大→サインカーブ→心室細動・心静止，という順に起こる．例えば，最初はT波の増高がみられていたのがその後QRSの開大がみられはじめたら緊急性が非常に高いと認識する必要がある．
　しかしその一方で，**出現する心電図変化とK濃度は必ずしも相関してないことも知られている**．例えば，T波の増高についても，高カリウム血症と正常K濃度のときに同頻度でT波の増高が出現しているという報告がある[2]．さらに**高度の高カリウム血症においても全く心電図変化がみられないことも報告されている**[3, 4]．

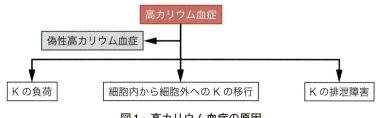
図1　高カリウム血症の原因

高カリウム血症ではまた，徐脈や房室ブロックがみられることも忘れてはいけない．**異常な心電図をみたときには常にK濃度を検査することで「洞不全症候群」や「房室ブロック」として不必要なペースメーカーが挿入されたり，不必要な抗不整脈薬が開始されるのを避けることができる**．

2 筋の症状

筋の症状は高カリウム血症では骨格筋や平滑筋の症状よりも心筋の症状が主体となる．骨格筋や平滑筋の症状としては麻痺や筋力低下がみられる．

2. 原因

高カリウム血症の原因は偽性高カリウム血症を除外すると，①Kの負荷，②細胞内から細胞外へのKの移行，③Kの排泄障害の3つに大別される（図1）．

1 Kの負荷

腎機能が正常であればKの過剰摂取のみでは高カリウム血症となることはない．このため高カリウム血症をみたらまずは**腎機能障害の有無に注意する**ことが大事である．

2 細胞内から細胞外へのKの移行

Kの細胞内から細胞外へ移行の原因として高血糖による高浸透圧血症，アニオンギャップ（AG）正常な代謝性アシドーシス，絶食や糖尿病による相対的なインスリン不足，溶血，横紋筋融解症などに注意する．

> ● ワンポイントアドバイス
> **AG正常な代謝性アシドーシスにおけるKの細胞外への移行**
> アシドーシスの際の細胞内から細胞外へのKの移行はAG正常な代謝性アシドーシスで起こりやすく，その一方で不揮発性の酸が蓄積したDKAなどのAG陽性の代謝性アシドーシスでは高カリウム血症が起こりにくいとされている．不揮発性の酸は細胞透過性がよく，H^+と一緒に細胞内へ移行するため，K^+が細胞内から細胞外へ移行しにくいとされている．その一方で，Cl^-は細胞透過性が悪く細胞内へ移行しないため，電気的中性が保たれるように，細胞内のK^+が細胞外へ移行することで高カリウム血症となりやすいとされている．

3 Kの排泄障害

　Kのほとんどは腎臓から排泄される．前述のように腎機能障害の有無にまず注意する．そして腎機能障害がない場合には，アルドステロンに対する尿細管の反応性の低下やアルドステロン欠乏による尿細管からのK分泌障害を起こす疾患や薬剤使用の有無について考える．

> **●ワンポイントアドバイス**
> **偽性高カリウム血症について**
> 採血時の溶血，白血球や血小板の著明な増加では偽性高カリウム血症となることがある．血清K値の再検，血漿K値を検査する．当然であるが偽性高カリウム血症では心電図変化はみられない．

3. 診断

　心電図変化のある場合や高度の高カリウム血症がある場合など緊急性があるときには，診断よりも治療が優先される．CKDの有無，内服薬，食事内容を含めた詳細な病歴聴取によりその原因と診断が明らかになることも多い．病歴よりその原因および診断が明らかとならない場合は尿中へのK排泄の評価をすることで高カリウム血症が腎臓からのK排泄障害によるものかどうかを確認する．

　高カリウム血症があるにもかかわらず，尿中K＜40 mEq/日ならば腎臓からのK排泄障害を考える．腎臓からのK排泄障害を認めた場合，一般的に腎機能障害がGFR＜20未満であれば腎機能障害による高カリウム血症と診断してもよい．その一方で，GFR＞20未満であれば，Addison病や4型尿細管性アシドーシスなどを念頭に，尿細管からのK分泌障害の可能性を考慮し，血清レニン，アルドステロン，コルチゾールを測定する．

4. 治療

　高カリウム血症の治療は急性期の治療と慢性期の治療に分けられ，①急性期の治療は緊急処置，②Kの細胞内への移行，そして③Kの体外への除去の3つに大別される（表）．

1 急性期の治療（図2）

1）緊急処置

　著明な心電図変化がある場合には直ちに治療を開始する．致死的不整脈の出現を防ぐためにグルコン酸カルシウムを静注する．**グルコン酸カルシウムの効果持続時間は1時間程度であり，必要に応じてくり返し投与する必要がある**．後述するカリウムの細胞内への移行で血清K値は約1 mEq/L低下する．血清K値8 mEq/L以上といった著明な高カリウム血症の場合にはKの細胞内への移行のみで血清K値を安全域まで低下させることができない可能性が高い．血液透析は準備に時間がかかるため，著明な高カリウム血症をみたら，緊急処置の段階で腎臓内科医に知らせる必要がある．

表 高カリウム血症の急性期治療

作用機序	治療	効果発現時間 （おおよその目安）	持続時間 （おおよその目安）
心筋細胞の興奮性の抑制	グルコン酸カルシウム	5分以内	1時間以内
Kの細胞内への移動	グルコース・インスリン療法	30分	数時間
	β_2受容体刺激薬吸入*	30分	数時間
	炭酸水素ナトリウム*	1時間	数時間
Kの体外への除去	陽イオン交換樹脂の注腸*	1時間	6時間
	ループ利尿薬	1時間	6時間
	血液透析	直ちに	長時間

＊その使用に議論あり

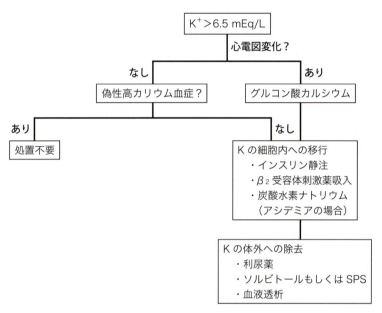

図2 高カリウム血症の急性期の治療
文献5より引用

●処方例
　グルコン酸カルシウム（カルチコール）1A　10 mLを3分以上かけて静注

2）Kの細胞内への移行

　Kの細胞内への移行は一時的に細胞内へ移行させることを考える．グルコース・インスリン療法として50％のブドウ糖液50 mLに10単位のレギュラーインスリンを加えて静注する．約1 mEq/Lの血清K濃度の低下が期待される．

●処方例
　50％グルコース50 mL＋レギュラーインスリン10単位　静注

3）Kの体外への除去

グルコン酸カルシウムの静注やカリウムの細胞内への移行は一時的な処置である．高カリウム血症の治療はKを体外へ除去してはじめて完成する．Kの体外への除去にはループ利尿薬によるK利尿，陽イオン交換樹脂の注腸，血液透析のいずれかが必要である．利尿が得られる場合にはまずはループ利尿薬を試す．なお，陽イオン交換樹脂の注腸はほとんど行われなくなっている．また，現在日本で使用できる陽イオン交換樹脂は効果発現に時間がかかるため経口では急性期の治療には使用しない．

●処方例
　フロセミド　20 mg　静注

●ワンポイントアドバイス

一過性の高カリウム血症

細胞内から細胞外へのKの移行による高カリウム血症は一過性であることが多く，治療において注意が必要である．代表的な疾患は糖尿病性ケトアシドーシスに伴う高カリウム血症である．体内の総K量はむしろ減少しているのにもかかわらず，インスリン不足により高カリウム血症となっているだけであるので，原疾患の治療に伴い，逆に早期からKの補充が必要となる．

2 慢性期の治療

慢性期の治療は可能であれば基礎疾患の治療，あれば原因薬剤を減量・中止する．K制限としての食事指導は必須である．さらに利尿薬や陽イオン交換樹脂を使用し体外へのK排泄を増加させる．特に慢性腎臓病の患者においては高カリウム血症のコントロールに陽イオン交換樹脂が必要となることが多い．

日本では未発売であるが経口の新規高カリウム血症治療薬としてパチロマーやジルコニウムナトリウム環状ケイ酸塩が報告されている[6,7]．特にジルコニウムナトリウム環状ケイ酸塩は急性期の治療にもその有効性が報告されている[8]．

おわりに

高カリウム血症は致死的な電解質異常である．心電図異常は必ずしもみられないことには留意する必要がある．そして症候性の高カリウム血症ではその原因検索よりも治療が最優先されるため急性期の治療に精通している必要がある．なかでも血液透析はその準備に数時間かかるため早めに腎臓内科医に連絡をすることが大事である．

文献・参考文献

1) Liamis G, et al：Electrolyte disorders in community subjects：prevalence and risk factors. Am J Med, 126：256-263, 2013
2) Montague BT, et al：Retrospective review of the frequency of ECG changes in hyperkalemia. Clin J Am Soc Nephrol, 3：324-330, 2008
3) Petrov DB：Images in clinical medicine. An electrocardiographic sine wave in hyperkalemia. N Engl J Med,

366:1824, 2012
4) Szerlip HM, et al：Profound hyperkalemia without electrocardiographic manifestations. Am J Kidney Dis, 7：461-465, 1986
5) Shingarev R & Allon M：A physiologic-based approach to the treatment of acute hyperkalemia. Am J Kidney Dis, 56：578-584, 2010
6) Weir MR, et al：Patiromer in patients with kidney disease and hyperkalemia receiving RAAS inhibitors. N Engl J Med, 372：211-221, 2015
7) Packham DK, et al：Sodium zirconium cyclosilicate in hyperkalemia. N Engl J Med, 372：222-231, 2015
8) Kosiborod M, et al：Sodium zirconium cyclosilicate for urgent therapy of severe hyperkalemia. N Engl J Med, 372：1577-1578, 2015

プロフィール

今井直彦（Naohiko Imai）
川崎市立多摩病院腎臓・高血圧内科

第4章 各論：電解質異常の症状，原因，診断，治療

4. 低カリウム血症

加藤規利

> ● Point ●
> - 低カリウム血症は心臓性不整脈，呼吸筋麻痺など重篤な合併症を引き起こす
> - 低Kの原因として，摂取不足，腎外排泄亢進，腎排泄亢進，細胞内シフトの4つが考えられるが，後者2つを意識すると理解が深まる
> - 治療に際しては，適切なモニターを行いながら，補正速度に注意し，こまめに採血で効果を確認することが大切である

はじめに

低カリウム血症とは，**血清K濃度が3.5 mEq/Lを下回ってしまう電解質異常である**．K^+は神経の興奮や，筋肉の収縮などにかかわる重要な物質であり，低Kに対する治療は，緊急を要するケースも少なくない．また利尿薬の投与や，高カロリー輸液，インスリン治療など，入院治療中に低カリウム血症が進行することもよく経験し，注意を要する．原因となる病態を探ることで，治療方針が立てやすくなる．

1. 症状

低カリウム血症は脱力を引き起こし，さらに進行すると呼吸筋麻痺により死亡に至る可能性がある．また心筋梗塞後の低カリウム血症は，「死亡率」および「心室細動と心停止の複合発生率」を高めるとの報告も認める[1]．つまり重篤な低カリウム血症は，緊急で処置が必要な病態といえる．

2. 原因

低カリウム血症の原因としては，K^+の摂取不足，下痢などの腎外排泄亢進，細胞内シフト，腎排泄亢進の4つがあげられる．ここでは後者2つについて，深く掘り下げて解説したい．そして最後にその原因が4つのどれかに分類される薬剤性の低カリウム血症について解説する．

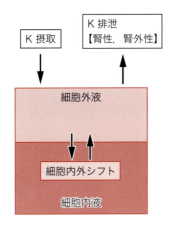

図1 Kの細胞内外へシフトを引き起こす要因

1 細胞内シフト

体内におけるK$^+$の98％は細胞内に存在する．これは，Na$^+$/K$^+$-ATPaseの働きによって常に細胞内に取り込まれているからである．このNa$^+$/K$^+$-ATPaseの働きがブロックされた場合は高カリウム血症に，機能が刺激された場合は低カリウム血症へと移行する（図1）．そのほかにも，インスリン投与，代謝性アルカローシスによってもKは細胞内にシフトする．内因性のインスリンもこのK$^+$シフトに寄与するため，高カロリー輸液により医原性に低カリウム血症を引き起こす可能性もある．

2 腎排泄亢進

糸球体で濾過されたK$^+$の大部分は，近位尿細管で再吸収される．さらにいえば，Kバランスの状態にかかわらず，遠位尿細管に至るまでに濾過されたKの90％が再吸収され，皮質部集合管に到達した残り10％のKを出し入れすることで，最終的なカリウム量の排泄量を微調節し，血清Kを適切に保つようなメカニズムとなっている（図2）．

図3は，Kバランスに最も重要な役割を果たす，皮質部集合管でのK$^+$調節を模式的に表した図である．皮質部集合管の主細胞において血管側（基底膜側）に存在するNa$^+$/K$^+$-ATPaseは，Na$^+$を血管側に汲み出し，代わりにK$^+$を細胞内に流入させる．尿細管側では，Na$^+$チャネル（ENaC：epithelial Na$^+$ channel）により尿細管腔からNa$^+$を細胞内に取り込む．それだけでは尿細管内にCl$^-$を中心とした陰イオンが過剰となり，細胞内に蓄えられた陽イオンとして最多のK$^+$が，電気的中性を保つために電位依存性K$^+$チャネル（ROMK：renal outer medullary potassium channel）を介して排泄される．この部位でK$^+$の排泄が亢進した際に，低カリウム血症が引き起こされることになる．K$^+$排泄が増加する原因として，①皮質部集合管に多くのNa$^+$が到達する場合，②ミネラルコルチコイド作用が過剰に働く場合，③吸収されない陰イオンが多量に到達する場合が知られている．

食塩水などの負荷によって皮質集合管に大量のNa$^+$が到達すると，ENaCを介したNa$^+$再吸収に引き続き，ROMKを介しK$^+$排泄が増加する（図3A）．ループ利尿薬，サイアザイド系利尿薬服用は，皮質部集合管以前のネフロンにおいて，Na$^+$の再吸収を抑制することにより，より多くのNa$^+$が皮質部集合管に届くため，同様にK排泄の増加をきたし，薬剤性の低カリウム血症につながる（図4）．

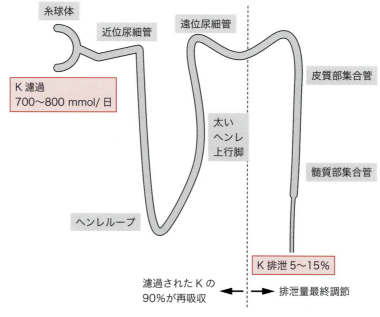

図2　腎でのK調節機構

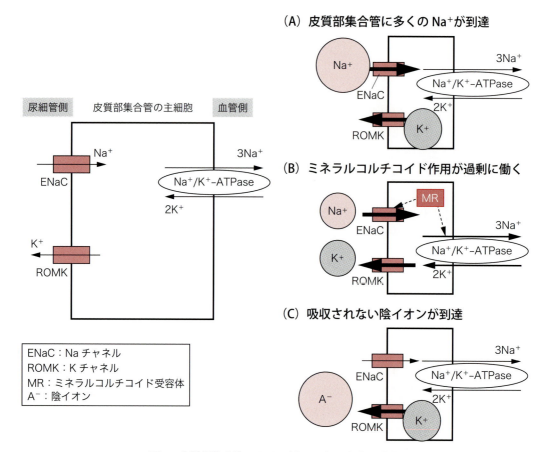

図3　皮質部集合管における低カリウム血症の成因

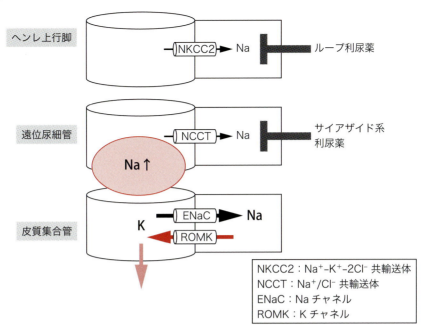

図4 利尿薬による低カリウム血症

　ミネラルコルチコイド受容体（mineralocorticoid receptor：MR）は，ミネラルコルチコイドが結合すると核内に移行し，ENaCを活性化，Na^+を管腔側より再吸収する．それだけでは尿細管側はマイナス電位となるため，陽イオンのカリウムが尿中に排泄されることで低カリウム血症が成立する（図3B）．原発性アルドステロン症において，また甘草に含まれるグリチルリチン酸によっても，この状態が引き起こされる．

　最後に，ケト酸，馬尿酸などの皮質尿細管で吸収されない陰イオンが到達した場合にも，電気的中性の維持のためROMKを介したK^+排泄が亢進することにより，低Kが引き起こされる（図3C）．

> ●ワンポイントアドバイス
>
> **Liddle症候群，Bartter症候群，Gitelman症候群**
>
> 　Liddle症候群は稀な遺伝性疾患ではあるが，ENaCの遺伝子変異により抑制不全となり，体液量過多による高血圧，低カリウム血症をきたす．同じく遺伝性疾患のBartter症候群にはさまざまな型があるが，代表的な病態としては，ヘンレ上行脚のNKCC2（Na^+-K^+-$2Cl^-$ contransporter）の機能異常により，あたかもループ利尿薬を多量に内服したように，レニン-アンギオテンシン-アルドステロン（RAA）系が亢進し，低カリウム血症を呈する．
>
> 　Gitelman症候群は，サイアザイド感受性Na^+/Cl^-共輸送体（Na^+-Cl^- contransporter：NCCT）の先天異常により，こちらもちょうどサイアザイド系利尿薬の内服と似た病態を呈し，前述の機序により低カリウム血症をきたす．Gitelman症候群は，先天異常といっても軽症例が多く，成長後に低カリウム血症で見つかるケースも稀ではない．

❸ 薬剤性低カリウム血症

薬剤性の低カリウム血症につき，代表的なものをあげる．

1）甘草

甘草の主成分はグリチルリチンであり，多くの漢方薬に配合されるほか，総合感冒薬，のど飴など日常生活のなかで手に入るものにも広く含まれる．摂取により，ミネラルコルチコイド過剰に類似した病態を示すが，グリチルリチンそのものがアルドステロン作用をもつわけではない．コルチゾールはミネラルコルチコイド受容体に結合能力があるが，通常細胞内に取り込まれた際，すみやかに11βHSD（11βヒドロキシステロイドデヒドロゲナーゼ）によって，コルチゾンに変換される．ところがグリチルリチンは11βHSDを阻害するため，グルココルチコイドのミネラルコルチコイド作用が過剰に発現することとなり，偽性アルドステロン症を引き起こし，低カリウム血症となる．

2）プロトンポンプ阻害薬（PPI）

2006年にはじめて，プロトンポンプ阻害薬による低マグネシウム血症の報告がなされた．低マグネシウム血症は，Advanced Lectureで示すように，低カリウム血症を引き起こす可能性がある．循環器領域ではアスピリンとともにPPIが併用されるケースが多く，低マグネシウム血症を介した低カリウム血症を引き起こすことがみられるが，前述のように虚血性心疾患の既往歴がある患者にとって低カリウム血症は不整脈のリスクが高く，注意深く内服薬を確認する必要がある．

3）その他

利尿薬として，炭酸脱水素酵素阻害剤（アセタゾラミド），前述したループ利尿薬，サイアザイド系利尿薬は，K^+排泄を亢進させ，低カリウム血症につながるため，適宜血清K濃度を測定し，K^+を補っていく必要がある．アムホテリシンB（アムビゾーム®）は，尿細管障害，尿細管性アシドーシスの原因となり，こちらも低カリウム血症を引き起こす可能性がある．

Advanced Lecture

■ 低マグネシウム血症による低カリウム血症

低マグネシウム血症は，下痢や利尿薬投与が原因となることがあり，入院患者，特に重症なICU入室患者で頻度が高くみられるといわれている．一方Mg^{2+}はROMKと結合しカリウム排泄を抑制する作用があるため，低マグネシウム血症においては尿中のカリウム排泄が増加することになり，低カリウム血症を引き起こす[3]．報告によると，低マグネシウム血症患者の40〜60％で低カリウム血症を合併するともいわれており，低カリウム血症を補正するためには，まず低マグネシウム血症を是止しなければならない[4]．Mg^{2+}はK^+と比較しても測定する頻度が低いため，遷延する低カリウム血症をみた場合はMgを確認する必要がある．

3. 診断

まずは低カリウム血症の原因が，腎性のカリウム喪失か，それ以外（腎外性，細胞内外シフト，摂取不足）かを鑑別するために，**尿中のK排泄を評価する**．正式には蓄尿のうえ，尿中K排泄量が20 mEq/日以上であれば腎性排泄亢進と判断するが，緊急疾患である低カリウム血症の評価に

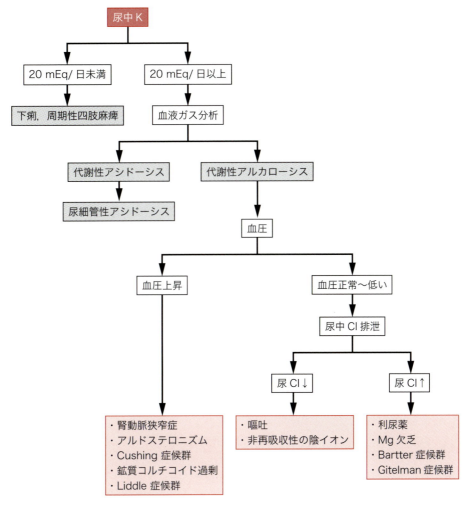

図5 低カリウム血症の鑑別
文献2より参考に作成

蓄尿を待てないこともある．尿中K排泄率を計算し代用することも可能である．腎性排泄亢進の場合は，さらに血液ガス分析を行い，代謝性アシドーシスを示す場合は尿細管性アシドーシスを疑う（図5）．

4. 治療

　重度の低カリウム血症が存在する場合は，緊急の対応となる．呼吸筋麻痺による換気障害がないかを含め，バイタルサインの確認をし，心電図モニターを装着する．
　カリウム値の補正に際し，心電図変化がないなど緊急性が高くなく，経口摂取が可能な場合は，基本的に経口薬を選択する．経口薬には塩化カリウム，L-アスパラギン酸カリウム，グルコン酸カリウムが使用可能である．塩化カリウムは組織障害性があるため，消化管粘膜に潰瘍や穿孔をきたす危険がある．十分な量の水分とともに内服する必要がある．

どのカリウム製剤を用いるかは病態によって異なる．Clは細胞外に多い陰イオンであり，カリウムを細胞外に留める効果を狙って，急性期には塩化カリウムを用いることが適している．代謝性アルカローシスを伴う場合は，低Clを合併することが多くなおさらである．L-アスパラギン酸カリウムはアルカリであり，その意味でも急性期においては塩化カリウムの使用が望ましい．一方で慢性的なカリウム低下，またアシドーシスを伴う低カリウム血症の補正に際しては，細胞内のカリウムが不足するため，細胞内に取り込まれやすいL-アスパラギン酸カリウムやグルコン酸カリウムが適している．

経口投与ができないとき，また脱力や不整脈など重篤な症状を伴うときは経静脈的投与を行う．塩化カリウムの組織障害性により，末梢静脈からの投与では静脈炎をきたす可能性があるため，末梢ルートからは20 mEq/L以下の濃度が望ましい．状況に応じ最大で40 mEq/Lの濃度で，40 mEq/時の補正速度は許容されうる．それ以上の濃度，速度が必要な場合は，中心静脈からの投与が必要となる．急速なカリウム投与が致死的な不整脈につながる可能性があるため，状況に応じてICU入室のうえ適切なモニターを行いながらの補正となる．

> ●処方例
> 経静脈的投与例として，生理食塩水500 mLとKCl 20 mEqを混合して，1時間かけて投与する．

おわりに

電解質に関し，ネフロンは前半部分で大雑把な再吸収を行い，後半で帳尻を合わせるかのように，微調整をしている．これはすべて，体内の恒常性を保つために合目的に行っていることである．腎臓は解剖学的にも複雑で，よくこんなシステムを考えだしたものだなあと思うと同時に，低カリウム血症の際に，尿細管レベルで何が起こっているのか，またどうしたらKの排泄を止めてくれるのかを考えるのは楽しい．低KになるにはKを失うきっかけと，低Kが維持されてしまう理由があるのである．電解質の診断においては，血中の異常をみるよりも，尿中の変化をみて，これから血中の電解質濃度で起きることを予測する習慣をつけたい．

文献・参考文献

1) Goyal A, et al：Serum potassium levels and mortality in acute myocardial infarction. JAMA, 307：157-164, 2012
2) Unwin RJ, et al：Pathophysiology and management of hypokalemia：a clinical perspective. Nat Rev Nephrol, 7：75-84, 2011
3) Huang CL & Kuo E：Mechanism of hypokalemia in magnesium deficiency. J Am Soc Nephrol, 18：2649-2652, 2007
4) Whang R & Ryder KW：Frequency of hypomagnesemia and hypermagnesemia. Requested vs routine. JAMA, 263：3063-3064, 1990

プロフィール

加藤規利(Noritoshi Kato)
名古屋大学医学部附属病院腎臓内科 病院助教
専門:腎臓病診断,腎線維化,ADPKD,核酸医薬
腎臓学は学生のころに習った解剖学,組織学,生理学,生化学などがベースになっていて,それぞれの知識を臨床に活かせる点が面白いところだと思います.勉強すればするほど,臨床医としての腕が上がったことを実感できるので,楽しいのではないでしょうか.

第4章 各論：電解質異常の症状，原因，診断，治療

5. 高カルシウム血症

駒場大峰

Point

- 血清Ca値12 mg/dL以上，あるいは症候性，進行性の場合は，原因精査と同時にすみやかな是正を開始する
- 外来患者では原発性副甲状腺機能亢進症，入院患者では悪性腫瘍によるものが最も多い
- 確定診断には特殊検査を要するが，多くの場合は患者背景や一般検査から病態を類推することが十分可能である

はじめに

血清Ca濃度は，副甲状腺ホルモン（PTH）や活性型ビタミンD〔1,25（OH）$_2$D〕などの作用により，非常に狭い範囲にコントロールされている．Caは筋収縮や酵素活性調節，細胞内セカンドメッセンジャーとして重要な役割を担っており，何らかの原因によりこの調節機構が破綻すると，全身にさまざまな症状が出現する．

1. 症状

高カルシウム血症による症状は非特異的で，患者によってさまざまなさまざまが出現する．一般的には**血清Ca濃度が10.5 mg/dLを超えた場合**に高カルシウム血症と診断されるが，症状は血清Ca濃度が12 mg/dLを超えてから出現し始めることが多い．

1 全身症状・精神症状

よく経験される症状は，倦怠感や易疲労感，脱力感などの全身症状である．また思考力低下，記銘力障害，錯乱，昏睡などの精神症状が出現することもある．

2 消化管症状

消化管症状としては便秘が一般的であるが，ほかに食欲不振，悪心，嘔吐などがみられることがある．非常に稀ではあるが，高カルシウム血症が長期間に及び，膵管にCaが沈着した場合は，急性膵炎をきたすこともある．

3 腎臓への影響

　高カルシウム血症は腎臓にもさまざまな影響を及ぼす．血清Ca濃度が上昇すると，尿細管に存在するCa感受性受容体の活性化を介して，抗利尿ホルモン（ADH）作用が抑制される．これにより集合管での水再吸収が抑制されるため，高カルシウム血症では多尿（腎性尿崩症）が出現する．この機構は，尿を希釈することにより，尿中Ca濃度上昇に伴う尿路結石に対して予防的に働いているものと理解されるが，それに見合う水の補充がない場合には，脱水をきたす原因となる．加えて高カルシウム血症は，腎血管収縮，糸球体濾過率低下，間質性腎炎も引き起こすため，脱水による腎前性の要素と相まって急性腎障害をきたすことがある．長期の高カルシウム血症では，尿細管細胞の石灰化，変性，壊死により尿細管萎縮をきたし，慢性腎不全に陥る場合もある．

4 心血管系への影響

　心血管系に関しては，高カルシウム血症はQT間隔短縮，心収縮力低下，徐脈，不整脈などをきたしうる．長期的に高カルシウム血症が続いた場合，特に高リン血症も同時に存在するような場合では，血管石灰化により心血管疾患のリスク上昇につながる．

2. 原因

　高カルシウム血症の背景には，**腸管からの吸収亢進**，**骨吸収の亢進**，**尿中への排泄低下**のいずれかが存在する．外来患者では原発性副甲状腺機能亢進症によるものが最も多く，入院患者では悪性腫瘍によるものが最も多い．

1 副甲状腺機能亢進症

　原発性副甲状腺機能亢進症では，PTH過剰分泌の結果，骨吸収および遠位尿細管での再吸収が亢進することにより，またビタミンD活性化を介して腸管でのCa吸収が亢進することにより，血清Ca濃度が上昇する．腺腫による場合が最も多く（80％），ほかに過形成（10〜15％），副甲状腺癌（5％以下）がある．また透析患者にみられる二次性副甲状腺機能亢進症においても，重篤な症例や活性型ビタミンD製剤を過剰に投与した症例では，高カルシウム血症を呈する場合がある．

2 悪性腫瘍による高カルシウム血症

　PTH関連タンパク（PTHrP）による液性悪性腫瘍性高カルシウム血症（humoral hypercalcemia of malignancy：HHM）と，骨への直接浸潤による局所骨融解性高カルシウム血症（local osteolytic hypercalcemia：LOH）に分けられる．HHMは肺癌，乳癌，腎癌，子宮癌による頻度が高く，LOHは多発性骨髄腫や乳癌，前立腺癌による頻度が高い．

3 家族性低Ca尿性高カルシウム血症

　副甲状腺や腎尿細管に存在するCa感受性受容体の不活性型変異（loss of function）による．高カルシウム血症の存在下でも尿細管でのCa再吸収が亢進し，通常FECa 1％以下となる．

表　高カルシウム血症の病態

尿中Ca/Crの値	高カルシウム血症の主な原因
尿中Ca/Cr＞0.3 mg/gCr	腸管からのCa吸収亢進
	骨からのCa放出亢進
尿中Ca/Cr＜0.3 mg/gCr	腎からのCa排泄低下

4 ビタミンD作用過剰

内服薬やサプリメントによる外因性のほか，サルコイドーシスや結核などの肉芽腫性疾患により内因性1,25（OH）$_2$D産生が増加する場合もある．

5 その他

長期臥床や甲状腺機能亢進症では骨吸収が亢進するために，高カルシウム血症となる．サイアザイド系利尿薬は遠位尿細管でのCa再吸収を亢進するため，高カルシウム血症となる．ミルクアルカリ症候群は，アルカリと大量のミルクあるいは炭酸カルシウムを摂取することにより引き起こされ，高カルシウム血症，代謝性アルカローシス，腎機能障害を呈する．

3. 診断

1 発症時の状況や患者背景から原因を絞る

発症時の状況や併存疾患，薬剤歴，尿中Ca排泄を調べるとともに，インタクト（intact）PTH，PTHrP，1,25（OH）$_2$Dなどの測定を依頼する．施設によっては，インタクトPTH，PTHrP，1,25（OH）$_2$Dの測定結果が出るまで数日を要するが，多くの場合は，発症状況や患者背景から可能性の高い原因を絞ることが可能である．入院患者の原因としては，悪性腫瘍の頻度が最も高い．一方，外来患者では，原発性副甲状腺機能亢進症による頻度が最も高い．また活性型ビタミンD製剤，カルシウム製剤，サイアザイド系利尿薬などによる薬剤性の頻度も高い．長期臥床の患者では，骨からのCa放出亢進の可能性を考える．

2 尿中Ca排泄の評価

高カルシウム血症の病態は，腸管からのCa吸収亢進，骨からのCa放出亢進，腎からのCa排泄低下に大別される（表）．このなかで尿中Ca排泄は迅速に評価することが可能であり，鑑別をはじめるうえで有用性が高い．Ca排泄が亢進している場合（尿中Ca/Cr＞0.3 mg/gCr）は，腸管からのCa吸収亢進，あるいは骨からのCa放出亢進が原因である可能性が高い．逆に尿中Ca排泄が少ない（尿中Ca/Cr＜0.3 mg/gCr）場合は，腎からのCa排泄低下が主な原因と考えられ，サイアザイド内服の有無をチェックする．特にFECa＜1％の場合，家族性低Ca尿性高カルシウム血症が鑑別にあがる．ただし，頻度は非常に低い．

3 血清リン濃度の変化

血清リン濃度の変化も高カルシウム血症の病態を考えるうえで一助となる．高カルシウム血症とともに低リン血症を有する場合は，腎臓に対するPTH作用の亢進が推測され，原発性副甲状腺機能亢進症の可能性を考える．一方，血清リン濃度が正常～高値の場合は，内因性あるいは外因

性の活性型ビタミンD上昇に原因がある可能性が疑われる．

　上記疾患の鑑別を行ったうえで，インタクトPTH，PTHrP，1,25（OH）$_2$Dの測定結果がこれに矛盾しないか確認する．骨からのCa放出亢進が疑われる場合は，補助的に骨代謝マーカーを測定することも考慮する．

4. 治療

　症状を認めない場合は，原因の鑑別とその除去を優先する．血清Ca値12 mg/dL以上の場合や，症候性あるいは進行性の場合は，すみやかに血清Ca値を是正する．

1 症候性の場合の初期対応

　高カルシウム血症では，尿の濃縮障害や飲水不足のため，しばしば循環血漿量の低下を伴い，これが高カルシウム血症をさらに悪化させる．生理食塩水を点滴静注し，まずこの悪循環を解除することが重要である．生理食塩水以外の細胞外液はしばしばCaを含むため注意する．生理食塩水とともにループ利尿薬が併用されることも多いが，実は効果は明らかでなく，より明確な効果のあるビスホスホネートが使用可能となったことから，最近では必ずしも初期治療に必要ではないという意見も出ている．使用する場合は，低カリウム血症，低マグネシウム血症に注意する．カルシトニン製剤は血清Ca低下に即効性が期待されるが，連日投与により数日で効果が減弱する（エスケープ現象）．

　重篤な高カルシウム血症で緊急を要する症例や，心不全や体液過剰のために十分な輸液負荷ができない症例は，血液透析の適応を検討する．

●処方例
①生理食塩水　1回500 mL　1〜2時間で点滴静注　尿量をみながら反復．
②フロセミド（ラシックス®）20〜40 mgを4〜5時間おきに点滴静注．
③エルカトニン（エルシトニン®）1回40単位　筋注または点滴静注　1日2回．

---

2 骨Ca融解の抑制

　高カルシウム血症に骨吸収の亢進が関与している場合は，これを抑制するビスホスホネート，あるいはデノスマブを投与する（ただし本邦では，悪性腫瘍に伴う高カルシウム血症のみ保険適用）．ビスホスホネート，デノスマブの最も重篤な副作用として，顎骨壊死があげられる．発症機序は不明で，治療法も確立していないが，歯科外科処置が発症のリスクとなることが知られている．使用する際は事前に歯科を受診しておくことが望ましい．

●処方例
①ゾレドロン酸（ゾメタ®）1回4 mg　15分以上かけて点滴静注　再投与の場合は1週間以上あける．
②デノスマブ（ランマーク®）1回120 mg　皮下注 4週間に1回．

3 内因性 1,25（OH）$_2$D 産生の抑制

結核やサルコイドーシスなど肉芽腫性疾患に伴う内因性 1,25（OH）$_2$D 産生亢進が原因の場合は，ステロイドの使用を考慮する．

●処方例
・プレドニゾロン（プレドニン®）1回1 mg/kg体重　1日1回（朝食後）10日間．

4 副甲状腺ホルモン（PTH）分泌の抑制

原発性副甲状腺機能亢進症では，副甲状腺摘除術の適応を検討する．手術不能例や術後再発例では，シナカルセト塩酸塩の使用を考慮する．

●処方例
・シナカルセト塩酸塩（レグパラ®）1回75 mg　1日2回（朝夕食後）　1日4回まで増量可．

おわりに

患者の高齢化，カルシウム含有サプリメント，活性型ビタミンD製剤，サイアザイド含有配合剤の普及を背景に，高カルシウム血症に遭遇する機会は増えている．正しい診断がなされ，重症度と病態に基づいた適切な治療が行われることを期待したい．

文献・参考文献

1) Kestenbaum B & Drüeke TB. Chapter 10 Disorders of calcium, phosphate, and magnesium metabolism.「Comprehensive Clinical Nephrology Fifth edition」（Johnson R, et al），pp124-141, Saunders, 2015
2) 「より理解を深める！体液電解質異常と輸液 改訂3版」（深川雅史/監，柴垣有吾/著），pp174-191, 中外医学社, 2007
3) LeGrand SB, et al：Narrative review：furosemide for hypercalcemia：an unproven yet common practice. Ann Intern Med, 149：259-263, 2008
4) Hu MI, et al：Denosumab for treatment of hypercalcemia of malignancy. J Clin Endocrinol Metab, 99：3144-3152, 2014

プロフィール

駒場大峰（Hirotaka Komaba）
東海大学医学部内科学系腎内分泌代謝内科 講師
専門：腎臓病，透析，慢性腎臓病に伴う骨・ミネラル代謝異常
臨床の傍ら，骨細胞が分泌するリン利尿ホルモンFGF23の腎臓病における役割をテーマに臨床研究，基礎研究に取り組んでいます．国内留学，共同研究などに興味のある方はご一報ください！

第4章 各論：電解質異常の症状，原因，診断，治療

6. 低カルシウム血症

河原崎宏雄

Point

- 低カルシウム血症をみたらまず血清アルブミンによる補正を行う
- 補正カルシウム値が7.0 mg/dL未満では早急なカルシウム補充が必要となる
- 高度な低カルシウム血症はほとんど副甲状腺機能の低下が原因であり，病歴，診察から推測できることが多い

はじめに

　低カルシウム血症，特に有症状の低カルシウム血症に遭遇することは日常臨床では多くない．しかし，高度な低カルシウム血症は致命的となり，また慢性的な低カルシウム血症は骨代謝に与える影響が大きいため，その診断と鑑別および治療法は念頭に置いておく必要がある．

1. 症状

　低カルシウム血症には無症候性と症候性の状態があり，症候性の場合は発症様式（急性発症または慢性発症）と重症度（軽症〜致命的）を見極めて対応する必要がある．慢性発症の低カルシウム血症は多くの場合は無症状または軽症であることが多いが，イベントを契機に重症化することがある．

　一般的にはイオン化カルシウム2.8 mg/dL以下（補正血清カルシウム値で7.0 mg/dL以下）前後で症状が現れやすい．

　低カルシウム血症の症状は口腔周囲や四肢末端の知覚・感覚異常から始まり，筋攣縮による四肢の硬直，筋肉痛へと発展し，重症例では意識障害，痙攣，気管支痙攣，喉頭痙攣を発症することもある．低カルシウム血症による症状を表1にまとめた．

1 急性発症の症状

　代表的な末梢神経・筋系症状はテタニー（末梢神経筋接合部の興奮）で特にChvostek徴候，Trousseau徴候があげられる．Chvostek徴候とは，外耳道の直前で顔面神経を軽く叩くと，鼻の左右両端（鼻翼）やまぶた，口角などで筋肉が収縮する反射である．ただし，健常人でも10％程度でみられる．Trousseau徴候とは，上腕に止血帯やマンシェットで収縮期血圧以上の圧を3分

表1 低カルシウム血症の諸症状

末梢神経筋系症状	精神症状
四肢感覚異常	混乱
テタニー	見当識障害
Chvostek徴候,Trousseau徴候	倦怠感
筋攣縮(随意筋,不随意筋)	不安症状,抑うつ
筋脱力	記憶力障害
喉頭痙攣(嚥下障害,stridor)	集中力低下
気管支痙攣(喘息様症状)	体表症状
中枢神経系症状	皮膚乾燥
痙攣(焦点性,小発作,大発作)	脱毛
錐体外路系症状	エナメル質低形成
性格障害	心筋症状
易刺激性	QT延長
意識障害	心筋収縮障害
知能障害	
パーキンソニズム	
舞踏病アテトーゼ	

文献1,2を参考に作成

程度かけたときに,手がスパスムを起こして手首屈曲,母指内転,手指関節屈曲を示す現象で,疼痛を伴うことが多い.なお,後述する機序で過換気(急性アルカレミア)を契機に低カルシウム血症の多彩な症状が急に顕在化することもある.注意を要する症状は中枢神経系症候と循環器・呼吸器系症候であり,治療は急を要する.中枢神経系症候としては意識障害,全身性痙攣,循環器・呼吸器系症状としては心筋収縮障害に伴う低血圧,喉頭・気管支痙攣に伴う呼吸不全がある.

2 慢性発症の症状

慢性経過では体表面の症候が現れ,皮膚乾燥,硬い毛髪,もろい爪などがある.また幼若期からの低カルシウム血症ではエナメル質の低形成も現れる.中枢神経症状の形で発症することもあり,大発作,小発作,症候性てんかんや錐体外路系障害の鑑別にあがる.頭部CTで大脳基底核を代表としたさまざまな部位に異常石灰化を認め,脳波異常を認めることがある.

2. 原因

カルシウム代謝を調整する主な要因は副甲状腺ホルモン,ビタミンDであり,リン,マグネシウムの影響も受ける.血清カルシウム値と同時に副甲状腺ホルモン〔インタクト(intact)PTH〕,ビタミンD(25水酸化ビタミンD),リン,マグネシウムを測定すれば鑑別・原因にたどり着けることが多い(表2).

頻度が多く,病歴聴取や診察で原因が推測しやすい疾患として,慢性腎臓病,副甲状腺摘出後,薬剤性がある.まず鑑別するべきは慢性腎臓病で,慢性腎臓病による低カルシウム血症は主にビタミンD活性化の障害による.ネフローゼ症候群ではビタミンD結合タンパクの尿中流出ととも

表2 低カルシウム血症の鑑別（副甲状腺ホルモン異常を中心に）

副甲状腺ホルモン低値（産生・分泌低下）
表3 参照
飢餓骨
副甲状腺ホルモン高値
ビタミンD欠乏または抵抗性
慢性腎臓病
副甲状腺ホルモン抵抗性（偽性副甲状腺機能低下症）
増骨性転移
急性膵炎
敗血症，重症疾患
横紋筋融解症
大量輸血後（主にクエン酸含有の血漿）＊
高リン血症
低マグネシウム血症（1 mg/dL以下）
薬剤性
カルシウム吸着薬
ビスホスホネート点滴
デノスマブ
シナカルセット

＊低イオン化カルシウム血症の原因
文献1，2を参考に作成

にビタミンD欠乏に陥りやすい．慢性腎臓病では同時にリン排泄の低下によってリンが高めになることも特徴である．副甲状腺摘出後の低カルシウム血症は全腺摘出していなければ一過性であることもあれば，甲状腺がんなどで全腺摘出・破壊されていれば恒久的であることもある．特に副甲状腺機能亢進状態がしばらく続いた後の，急な副甲状腺機能低下はhungry bone（飢餓骨）症候群（骨へのカルシウム蓄積）による高度な低カルシウム血症を引き起こすことがある．また悪性腫瘍の骨転移・骨痛や骨粗鬆症に対する経静脈的ビスホスホネート投与やデノスマブによる骨から血中へのカルシウム導引障害（骨代謝低下）で生じる低カルシウム血症もときどき見受ける．低マグネシウム血症（1 mg/dL以下）は副甲状腺機能低下（分泌低下または抵抗性）を機序とした低カルシウム血症を惹起することがある．

以上より，低カルシウム血症の機序は①副甲状腺ホルモンの機能低下（産生・分泌低下，抵抗性），②ビタミンDの機能低下（不足，抵抗性）そして③そのほかに要約される．鑑別を表2に示す．また副甲状腺ホルモンの産生・分泌低下，抵抗性の鑑別を表3に示す．またビタミンDの産生・代謝経路について図に示す．このどの経路で障害されてもビタミンD不足・欠乏になりうる．

3. 診断

低カルシウム血症をみたら，まず低イオン化カルシウム血症（真の低カルシウム血症）なのか，または正常イオン化カルシウム血症（見かけ上の低カルシウム血症）なのかを鑑別する必要がある．血清カルシウムの50％はイオン化カルシウムとして存在し，残り10％は陰イオン，40％は

表3　副甲状腺ホルモン低値の原因

医原性・薬剤性
摘出後，飢餓骨
ヨウ素放射線治療後
浸潤性・破壊性疾患
ヘモクロマトーシス
Wilson病
転移性がん
自己免疫性
多腺性自己免疫性症候群Ⅰ型
高マグネシウム血症
遺伝性・発達性疾患
DiGeorge症候群
カルシウム感受性受容体（活性化）変異
副甲状腺機能低下・感音難聴・腎疾患症候群
副甲状腺機能低下症・遅滞・形態異常症候群

文献1，2を参考に作成

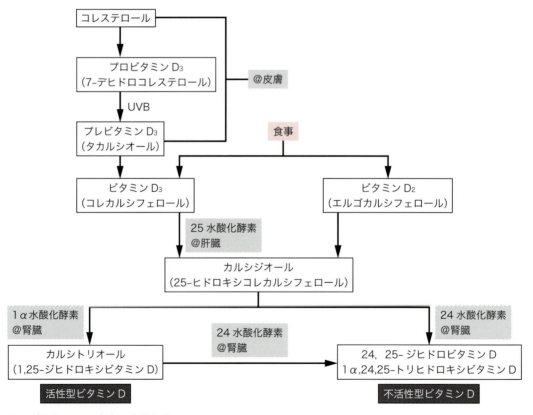

図　ビタミンDの産生・代謝経路
　　天然型ビタミンDは皮膚で産生，あるいは経口摂取で腸管から吸収され，肝臓および腎臓で活性型に変換される．
　　UVB：短調波紫外線
　　文献3を参考に作成

タンパク（主にアルブミン）と結合している．よって低アルブミン血症では見かけ上の血清カルシウム値が低くなるものの生理活性を示すイオン化カルシウムは保たれて正常イオン化カルシウム血症である可能性がある．この血清アルブミン値低下による見かけ上の低カルシウム血症を補正するために以下のPayneの式を使用する．

> 補正カルシウム値＝血清カルシウム値＋（4－アルブミン値）

またカルシウムはアシデミアの状態では結合したタンパクから遊離してイオン化カルシウムとなり，アルカレミアではタンパクと結合してイオン化カルシウムが低くなる．この際のイオン化カルシウムは実測する必要があり，血液ガス検査で確認できることが多い（診療端末には載っていなくても測定されていることがあり，検査室に直接要相談）．急性アルカレミアの代表としてパニック障害などによる過換気症候群が救急外来では多く，血清カルシウム値は正常でも低イオン化カルシウム血症による四肢しびれとスパスムなどが出現する．

4. 治療

治療方法の選択は**その緊急性で分けられる**．つまり，急性・症候性または高度低カルシウム血症（補正血清カルシウム値≦7.0 mg/dL）の場合はカルシウムを点滴静注補充し，慢性・無症候性または軽度～中等度低カルシウム血症（補正血清カルシウム値≦8.0 mg/dL）では内服でカルシウム補充を行う．なお，極端な偏食，日光浴回避（日焼け止めを含めて）はビタミンD不足になりがちなため，薬物投与以外の生活習慣での注意も必要である．

1 点滴静注

グルコン酸カルシウム（カルチコール）を20 mLゆっくり10分以上かけて静注または5％ブドウ糖液に希釈して投与する．症状があれば，症状が消失するまでくり返す．症状が落ち着けば内服に切り替えていくが，しばらく血清カルシウム値をチェックしながらカルチコール2A（20 mL）を5％ブドウ糖100 mLに希釈して2時間前後で点滴投与を続ける．なお，カルチコール原液の持続投与は静脈炎を起こすため，経中心静脈的投与にするか，前述のように時間をかけて末梢点滴で投与する．

2 内服

炭酸カルシウム（沈降炭酸カルシウム）1回1～2 g 1日3回と活性型ビタミンD（ワンアルファ®）1日1回 0.5μgの併用から開始して，適宜増減する．

3 低マグネシウム血症の際にはマグネシウム補充

点滴静注で硫酸マグネシウム（マグネゾール®）1A（2 g）を10分以上かけて投与する．

おわりに

血中カルシウム濃度は比較的最後まで保たれるため，体中のカルシウム量の出納（経口摂取・

骨代謝・腸管吸収・尿中排泄）について推測しながら，低カルシウム血症の機序を予想する必要がある．

文献・参考文献

1) Schafer AL & Shoback D：Hypocalcemia：definition, etiology, pathogenesis, diagnosis and management.「Primer on the Metabolic Bone Diseases and Disorders of Mineral Metabolism Eighth Edition」(Rosen CJ, et al/ed)，John Wiley and Sons, pp572-578, 2013
2) 「Hypocalcemia：Diagnosis and Treatment.」(Anne LS & Dolores MS) MDText.com, 2016
3) Coussens AK, et al：Anti-Inflammatory and Antimicrobial Actions of Vitamin D in Combating TB/HIV. Scientifica (Cairo), 2014：903680, 2014

プロフィール

河原崎宏雄（Hiroo Kawarazaki）
稲城市立病院腎臓内科 部長
カルシウム・リン・骨代謝の目に見える・見えない精巧な調整機構の影響は骨にとどまらず，尿路結石，動脈硬化，心血管合併症，寿命にまで及び，大変奥深いと思っています．

第4章　各論：電解質異常の症状，原因，診断，治療

7. 高リン血症

谷澤雅彦

● Point ●

- 高リン血症自体の症状はなく，付随する低カルシウム血症の症状を呈することがある
- 腎機能障害に伴う高リン血症は糸球体濾過量が20〜25 mL/分/1.73 m² 未満ではじめて顕在化する
- 高リン血症のメカニズムは①急性のP負荷，②細胞内外シフト，③腎クリアランスの低下，④偽性高リン血症の4つである
- Pの腎臓からの出納を考える際にはFEPの計算あるいはTmP/GFRをモノグラムから算出して使用する

はじめに

　低リン血症であれ高リン血症であれ，Pの異常は腎臓からの排泄の程度によって主に規定される．例えかなりのPを摂取しても血清P値は一時的には上昇するが，腎臓を中心とした調節機構により数日の単位ではわずかな上昇にとどまる．実際のほとんどの高リン血症は慢性腎臓病に伴うものであるが，腎臓内科専門医が診ることがほとんどであり，その特徴や治療は他書を参考にしてもらいたい．本稿ではそのほかの高リン血症の鑑別および考え方を中心に解説したい．

●ワンポイントアドバイス

Pの腎臓でのハンドリング

食事摂取が定常状態かつ正常腎機能である場合，血中P値は2.5〜4.5 mg/dLの範囲内でコントロールされる．糸球体濾過量（glomerular filtration rate：GFR）が100 mL/分とした場合，糸球体濾過されるPは1日で25〜45 mg/L×144 L/日（100 mL×60分×24時間）＝ 3,600〜6,480 mgである．成人のPバランスは通常食事から800〜1,400 mgのPを摂取し，便から40％捨てられ，残り60％（480〜840 mg）を尿から捨てる[1]．つまり，定常状態ではP排泄率（つまりFEP）は7％〜23％（平均で約10％）となる（このFEP＝10％が後述の図を考えるときにヒントとなる）．

Pの再吸収は，主に近位尿細管の尿細管腔に存在するNa-P Ⅱa, Na-P ⅡcによってNaとともに能動的に再吸収される．両チャネルに作用するホルモンはFGF（fibroblast growth factor）23と副甲状腺ホルモン（PTH）であり，両者ともP再吸収を抑制しP利尿に働く．

1. 症状

　高リン血症に特化した症状はあまりなく，付随する低カルシウム血症による症状が主体となる．低カルシウム血症は中枢神経症状（情緒障害：いらいら，抑うつ，意識変容，痙攣），筋症状（テタニー，全身倦怠感，筋力低下，筋痙攣），心血管症状（QT延長症候群，低血圧，血管石灰化）などを呈する．特に注意すべきは，急性期のQT延長からの心室性不整脈と，慢性期の血管・軟部組織などの石灰化である．

●ワンポイントアドバイス
なぜ高リン血症で低カルシウム血症になるか？
急性に高リン血症となると血中のCaと不溶性のリン酸カルシウム血症が形成され低カルシウム血症となる．また高リン血症は1α水酸化酵素を抑制しビタミンD活性化障害を起こし，さらにFGF23の分泌を促すためにFGF23による1α水酸化酵素の抑制からビタミンD活性化障害も相重なり，腸管からのCa吸収が低下するという機序も考えられている．

2. 原因

　高リン血症は表のごとく，①急性のP負荷，②細胞内外シフト，③腎クリアランスの低下（GFRの低下と尿細管再吸収亢進），④偽性高リン血症が原因となる．特に③のGFR低下が原因としては最も多い．慢性腎臓病といってもGFRがある程度低下しないと血清Pは上昇しない（特に慢性腎臓病，そのなかでもGFR 20〜25 mL/分/1.73 m^{2}未満から透析患者に多い）．その理由は軽微な血清Pを早期から感知してP利尿ホルモンであるPTHとFGF23が上昇してPを一定の値に保っているからである．

1 急性のP負荷

　内因性のものとしては腫瘍崩壊症候群，横紋筋融解症があげられる．Pは細胞内の主要な陰イオンであり，細胞崩壊が起こると細胞内から細胞外へPが放出される．
　腫瘍崩壊症候群（tumor lysis syndrome：TLS）はBurkittリンパ腫，びまん性大細胞性リンパ腫，急性リンパ芽球性白血病，リンパ芽球性リンパ腫など増殖性が高く治療反応性が大きい固形癌などへの治療による腫瘍の崩壊が主因である．またそのほかの臨床的なリスクとしては腫瘍径が大きい物（10 cm以上），LDH上昇（正常値2倍以上），白血球上昇などは各種固形癌や血液腫瘍ごとで高リスクへの付加要因となる．TLSではさらに高リン血症以外に，高カリウム血症，高尿酸血症，低カルシウム血症が認められ，最も重篤な臓器障害としては尿酸やリン酸カルシウムが尿細管腔に沈着して発症する急性腎障害，高カリウム血症や低カルシウム血症による心室性不整脈，低カルシウム血症による痙攣が認められる．
　急性腎障害の予防のために大量の補液が必要になる．高尿酸血症に対する治療戦略はリスクごとに推奨されているが，高リン血症に対する戦略はない（効果的な治療がないという方が正しいと考えられる）．
　外因性のものとして，大腸内視鏡の前処置薬として使用される経口リン酸ナトリウム（oral sodium phospahte：OSP）内服が原因となる高リン血症がある．それにより発症する急性リン

表　高リン血症の原因

①急性のP負荷
内因性
細胞融解（腫瘍崩壊症候群，横紋筋融解症）
外因性
P含有薬剤（下剤，ホスフェニトイン）
腸管吸収増加（ビタミンD中毒）
②細胞内外シフト
乳酸アシドーシス，ケトアシドーシス，呼吸性アシドーシス
③腎クリアランスの低下
GFR低下
急性腎障害，慢性腎障害
尿細管再吸収増加
副甲状腺機能低下症，偽性副甲状腺機能低下症
末端肥大症
ビスホスホネート
ビタミンD中毒（腸管吸収増加も兼ねる）
家族性腫瘍状石灰症（familial tumoral calcinosis）
④偽性高リン血症
内因性
高γグロブリン血症（多発性骨髄腫，マクログロブリン血症）
高コレステロール血症
溶血
高ビリルビン血症
外因性
薬剤（アンホテリシンB，ヘパリン，t-PA：組織プラスミノゲン活性化因子）

文献3を参考に作成

酸腎症（acute phosphatus nephropathy）が報告されている．近年では残渣が多いという印象があるようで使用頻度は低下しており，また透析患者を含む重篤な腎機能障害のある患者には使用禁忌となっている．

　腎障害が起こる機序は下痢による細胞外液量低下による急性尿細管壊死と特に遠位尿細管で高濃度となるCa・Pの結晶（リン酸カルシウム）による腎石灰化症（nephrocalcinosis），尿細管障害である．また，既存の慢性腎臓病，高齢，高血圧，糖尿病，レニン-アンギオテンシン系阻害薬，NSAIDs内服などがリスクとなる[4]．

2 細胞内外シフト

　呼吸性アシドーシスは急性時に高リン血症を起こすことがある．その機序は腎臓からのP排泄障害（一説にはPTHの腎での反応性の低下による）よりも細胞内外シフトによるものと考えられている．また，乳酸アシドーシスやかなり頻度は少ないがケトアシドーシスでは高リン血症を呈することがある．代謝性アシドーシスは一般的に解糖系機能が低下しており無機リン利用が低下している．このため乳酸アシドーシスやケトアシドーシスではリンの細胞内外シフトが起こりやすくなっているとされる．

3 腎クリアランスの低下

1）GFRの低下
GFRが20〜25 mL/分/1.73 m² 未満になると腎機能障害に伴いP排泄が低下する．

2）尿細管再吸収増加
原発性副甲状腺機能低下症はPTHの分泌不全，偽性副甲状腺機能低下症は腎尿細管でのPTHの反応不全の病態であり，P利尿が障害される．原発性副甲状腺機能低下症は血清P値の6〜7 mg/dL程度への上昇と低カルシウム血症を呈する．末端肥大症ではPTHが正常からやや上昇し，成長ホルモンやIGF-1（insulin-like growth factor-1）が近位尿細管のP再吸収チャネルを直接刺激してP再吸収を増加させる．家族性腫瘍状石灰症（familial tumoral calcinosis）は稀な常染色体劣性遺伝であり，FGF23の産生不全が原因とだけ覚えておけばよい．ビスホスホネートのなかでも主にエチドロネートは軽度の高リン血症の原因となることがあるがこれは直接P再吸収を刺激するからとされている．ビタミンD中毒では腸管からのCaとPの吸収が亢進する．そして高カルシウム血症はPTHの分泌を抑制しP排泄が低下する．

4 偽性高リン血症
測定キットへの干渉により偽性高リン血症を呈することもある（表）．

3. 診断

成人の場合：高リン血症：血清P値　4.5〜5 mg/dL以上（正常値：2.5〜4.5 mg/dL）．
小児の場合：基準値が高いので他書を参照してほしい．

1 診断の手順
高リン血症の実際の診断の手順は，まずは腎機能を測定し特にGFR 20〜25 mL/分/1.73 m²を下回る慢性腎臓病かどうか鑑別する．腎機能が悪ければP排泄低下によるものである．腎機能が問題なければ次に細胞内外シフト（横紋筋融解症，腫瘍崩壊症候群）を病歴やほかの所見から鑑別する．

2 腎からのP利尿の程度を推測するツール：FEPとTmP/GFR
FEP，TmP/GFRをそのときの血清P値（低リン血症か高リン血症か）と比較して考える．

・FEP（fractional excetion of phosphate：P排泄率）：5〜20％（cut off値としては5％未満で再吸収亢進，20％以上で排泄亢進．定常状態では約10％と覚えておく）．

計算式：FEP＝尿中P×血中Cr/血中P×尿中Cr
　→FEPは尿細管のP排泄の指標

・TmP/GFR（maximal tublar readsorption of phosphorus per GFR：尿細管P最大再吸収閾値）：2.5〜4.5 mg/dL〔定常状態（P摂取量が一定でFEP＝10％）ではほぼ血中P＝TmP/GFRとなる（理由は後述の●ワンポイントアドバイス TmP/GFRのモノグラム参照）〕．
　→TmP/GFRは尿細管のP再吸収の指標（血中P値がTmP/GFR以下であれば再吸収し，以上であれば排泄するという閾値）

低リン血症の場合，腎臓からの排泄亢進が原因である場合（例：副甲状腺機能亢進症など）はFEPが5％以上の高値（多くは20％以上，50％以上などになることもある），あるいはTmP/GFRが血清P値より低値となる．一方でP摂取不足の場合には，腎臓での再吸収は亢進するはずなのでFEPは5％未満の低値となり，TmP/GFRは血清P値より高値となる．

　高リン血症の場合，腎臓からの排泄低下（再吸収亢進）が原因である場合，FEPは5％未満の低下となり，TmP/GFRは血清Pより高値となる．一方でPの細胞内外シフトやP負荷が原因の場合は，腎臓では最大限Pを排泄しようとしているのでFEPは20％以上の高値となり，TmP/GFRは血清Pより低値となる．

●ワンポイントアドバイス

FEPとTmP/GFRの違い

　FEPは5％/20％というcut off値を境に排泄亢進／排泄低下なのかを示しているが，FEPはその式の分母にGFRを含んでおりGFRと反比例するので，腎機能が低い場合にはFEPは高値となるために結果の解釈には注意が必要である．しかし，TmP/GFRは①血清P値と比較することによって，低ければ低リン血症になる方向として尿細管再吸収が低下しており，高ければ高リン血症になる方向として尿細管再吸収が亢進している状態を表すために，直感的・視覚的にわかりやすいこと，②TmPという尿細管再吸収の指標をすでにGFRで除しているために，腎機能の影響を加味しなくてよいという利点がある．その一方で計算が複雑であったり，モノグラムがないと算出できないなどの欠点もある．詳細は記されていないが，腎臓病学の大書である『Brenner and Rector's The Kidney』[1]にも，TmP/GFRの方が好ましいと記載がある．筆者の考えでは結局のところ，実臨床での使いやすさ次第でどちらでもいいのではないかと考えている．

TmP/GFRのモノグラム

　実際のTmP/GFRのモノグラムでは血中P濃度とTmP/GFRが対側に数値が逆に並んでいる（図）．同じ値で線を結ぶとすべてTRP＝0.9（つまりFEP：0.1＝10％）を通過する．序盤で説明した正常人のPハンドリングはFEP＝10％のため，定常状態（食事量が一定で血清P値が2.5〜4.5 mg/dLにコントロールされている状態でFEP＝10％）では血清P値＝TmP/GFRとなっているのである．

　しかし，定常状態ではない場合の例では，ある一時点で血清P値が2.0 mg/dL，FEPが30％（0.3）のとき（Pが過剰に排泄されている状態），モノグラムではTmP/GFRは1.4 mg/dLとなる．つまりこの状態では血清P値が1.4 mg/dL以下になってはじめて再吸収される状態となっており，かなりP排泄が亢進していることを意味している．

4. 治療

対応は急性か慢性，腎機能がよいか悪いかで異なる．

　急性高リン血症は致死的な低カルシウム血症（不整脈・痙攣・筋力低下など）を呈することがある．しかし腎機能が正常であれば通常は高リン血症に対する各種ホルモンの影響で6〜12時間以内には正常範囲内へ復する．不整脈などにより緊急的に治療が必要な場合は，生理食塩水の投与によりP排泄を増加させることが可能であるが，併存する低カルシウム血症を悪化させる可能

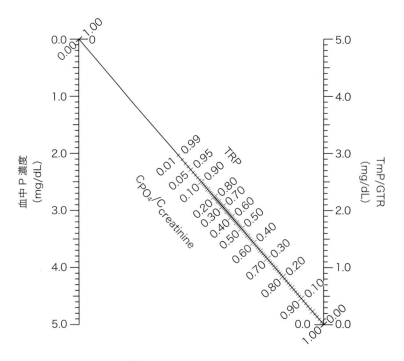

図　TmP/GFRのモノグラム
※ $C_{PO_4}/C_{creatinine}$ = FEP
※ TRP（tubular reabsorption of phosphorus）＝ 1－FEP
※ つまり，$C_{PO_4}/C_{creatinine}$ とTPRの隣り合った数値を足すと1になる関係である
文献5を参考に作成

性がある．またアセタゾラミド（炭酸脱水酵素阻害薬，ダイアモックス®）の投与もP排泄を増加させることが知られている．腎機能障害がありPの腎排泄が期待できない場合や低カルシウム血症の症状が強い場合，腎機能障害が今後進行する可能性のある横紋筋融解症や腫瘍崩壊症候群などの場合には血液透析（間欠・持続的）が選択されることもある．

慢性腎臓病患者における高リン血症の治療は，P制限（多くは蛋白制限と同義），P吸着薬（保険適用があるのは，炭酸カルシウム，炭酸ランタン，クエン酸第二鉄）の投与である．慢性腎臓病患者へのP吸着薬の投与や管理については成書を参考にしてもらいたい．

おわりに

日常診療で高リン血症に出会う場合はGFR 20 mL/分/1.73 m² 未満の高度腎機能障害患者がほとんどである．急性の場合は原因が致死的なもの（横紋筋融解症，腫瘍崩壊症候群）でなく，症状が致死的なもの〔不整脈（QT延長）〕でなければ，時間的余裕はあると考えてよい．尿中排泄を確認して，腎臓でのリンの出納が高リン血症の悪化要因となっているか（尿細管再吸収亢進）あるいは高リン血症を治そうとしているのか（FEP高値）どうか，腎臓のPの出納を調べればよい．

文献・参考文献

1) Smogorzewski MJ, et al：Chapter 18. Disorders of Calcium, Magnesium, and Phosphate Balance.「Brenner and Rector's The Kidney Ninth edition」(Taal MW, et al), p711, Saunders, 2011
2) Wolf M：Forging forward with 10 burning questions on FGF23 in kidney disease. J Am Soc Nephrol, 21：1427-1435, 2010
3) Stubbs JR & Yu ASL：Overview of the causes of hyperphosphatemia. UpToDate@, 2017
4) Markowitz GS & Perazella MA：Acute phosphate nephropathy. Kidney Int, 76：1027-1034, 2009
5) Barth JH, et al：Calculation of renal tubular reabsorption of phosphate：the algorithm performs better than the nomogram. Ann Clin Biochem, 37（Pt 1）：79-81, 2000

プロフィール

谷澤雅彦（Masahiko Yazawa）
聖マリアンナ医科大学腎臓・高血圧内科 助教
包括的腎不全治療（特に腎移植）に力を入れて日々診療を行っています．
電解質は日々勉強で，研修医のときにおもしろいと感じた感覚を今でももち続けています．

第4章　各論：電解質異常の症状，原因，診断，治療

8. 低リン血症

塚原知樹

> ● Point ●
> ・低リン血症を診断する第一歩は，疑ってリンを測ること
> ・原因は経口摂取・腸管吸収・尿中排泄・細胞内外のシフトの4つで考える
> ・1 mg/dL未満，または，症状があるときは点滴による補充を考慮

はじめに

　低リン血症は入院患者の5％[1])とさほど多くないが，ICUでは低リン血症が30〜50％いるともいわれる[2])．見逃せば命にかかわることもあるため，低リン血症を疑いリンを測り，その原因を突き止め，適切に治療できた方がいい．その重要性を認識しておられる「意識の高い」本誌読者に，本稿がお役に立てば幸いである．

1. 症状

　低リン血症は一般的にリンの値で軽症（2.0〜2.5 mg/dL），中等症（1.0〜1.9 mg/dL），重症（1.0 mg/dL未満）に分けられるが，中等症までは症状が目立たないことが多い．しかし低リン血症で症状が出るときは，細胞や組織レベルのエネルギー不足が起きており，いわば「ATPが足りない」．できれば，表のように深刻な影響が出る前に，低リン血症が疑われる状況ではリンを測って，軽症のうちに治療したい．

2. 原因

　低リン血症の原因は，食事からの摂取，腸管からの吸収，尿からの排泄，細胞内外のシフト，の4つに大別されることが多い（図）．

1 食事からの摂取が減る

　リンは骨など身体の貯蔵量が多い（600〜700 g）ので，摂取不足だけで低リン血症になるのは**アルコール依存**など重度の栄養失調の場合である．あるいは，入院して**絶食**が続いた場合も低

表　低リン血症の臨床症状

呼吸器	血液
呼吸筋の機能不全	溶血
急性呼吸不全 　抜管できない 　末梢酸素供給の減少	白血球の機能不全
	内分泌
	インスリン抵抗性
心血管	
心筋収縮の低下	神経・筋
急性心不全 　昇圧薬が切れない	筋力低下 横紋筋融解 多発神経障害 意識障害
不整脈	
心室頻拍 　上室性頻拍 　期外収縮	痙攣 脳症 中心性橋融解症

文献3より引用

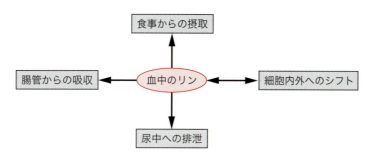

図　血中のリンを左右する4つの要素
文献4より

リン血症の危険がある．

　また，本来は高リン血症になりやすい腎不全患者でも，食事が摂れないのにリンの吸収を抑える**吸着薬**を続けていれば低リン血症になる（アルミニウム，カルシウム，マグネシウムなどを含む**制酸薬**も同様）．

2 腸管からの吸収が減る

　下痢や**吸収障害**などの消化器疾患で（嘔吐などによる摂取不足と合わせ）低リン血症になる．また，腸管のリン吸収はビタミンD支配下にあり，**ビタミンD欠乏**（小児のくる病，成人の骨軟化症），ビタミンD代謝や受容体にかかわる**遺伝病**（ビタミンD依存くる病など）でも低リン血症になる．

3 尿中への排泄が増える

　リンは近位尿細管で再吸収されるため，近位尿細管障害の**Fanconi症候群**（後天性ではイフォスファミドなどの薬剤性や，骨髄腫などに随伴することも）で低リン血症がみられる．**レジオネラ肺炎**が病初期に低リン血症を起こすのは有名であり，その原因は不詳だが，Fanconi症候群がその原因であったとの報告もある[5]．

　一方，リンの排泄はPTHやFGF23によって促進されるため**原発性副甲状腺機能亢進症**や**腫瘍**

性骨軟化症（FGF23産生の軟部組織腫瘍）で低リン血症となる．腎不全の患者ではPTHやFGF23が高いため，**腎移植後**には移植腎からリンが排泄され低リン血症がみられることも多い．

ほかにも**ステロイド**，**利尿薬**，**代謝性アシドーシス**，**輸液負荷**，**低カリウム血症**，**静注鉄剤**，**肝切除後**などがリンの尿中排泄を増やすとされる（肝切除後は残りの肝が増殖して細胞に取り込まれることもある）．

4 細胞内外へのシフト

呼吸性アルカローシスでは，細胞内pHが上がり，解糖系が亢進するためリンの取り込みが増える（解糖系でグルコースがリン酸化されるのに使われるとされる）．

インスリンもリンの取り込みを増やすので，**DKA**をインスリンで治療したとき，糖液を輸液したとき，神経性食思不振など飢餓状態の患者に炭水化物を再開したとき（**refeeding症候群**）などは低リン血症が起こりうる．

カテコラミン，サイトカイン，低体温などの影響でもリンの取り込みが増え，**心臓手術後**，**敗血症**，**熱傷**などで低リン血症がみられる原因になる．

また，**hungry bone症候群**（飢餓骨症候群）では，副甲状腺や甲状腺の摘除後にPTHが低下して，今まで骨から血中に出ていたカルシウムやリンが再び骨に戻ることにより低カルシウム，低リン血症などを起こす．

5 その他

マンニトール点滴中や，骨髄腫などのパラプロテイン血症，高ビリルビン血症があるとリン濃度測定に影響し**偽性低リン血症**がみられることがある．またリンは透析でも除かれるため，ICUなどで**持続透析**（CHDF）を何日も行っていると，リンが透析液中に失われ低リン血症になる．

3. 診断

1 疑ってリンを測る

低リン血症は，低リン血症を疑ってリンを測らなければ見逃される．しかし，有病率が多いICUさえも，リンのルーチン測定はエビデンスに乏しく一般的ではない．前項にあげた病歴や薬剤を参考に，低リン血症を疑ってリンを測ることが大事である．

2 原因が明らかなとき

前項の原因を考えれば基本的な血液検査（**カリウム**，**血液ガス**，**カルシウム**，**マグネシウム**，**尿酸**，**ビリルビン**，**ALP**，**CPK**などを含む）と**尿検査**（沈査，定性）があれば十分である．腎臓内科のレビュー論文[2]もそれに準じている．いずれの検査結果も当日にわかる施設がほとんであり，その結果からおよその診断と治療方針を立てることができる．

3 原因が明らかでないとき

PTH，ビタミンD，24時間蓄尿（リン，カルシウム，クレアチニンなどの**尿生化学**）などを測定し，稀な病気をみつけにくい．診断の第一歩は腎性のリン喪失かどうかを調べることであり，FENaのNaをリン濃度に置き換えた$FePO_4$，リンクリアランスとクレアチニンクリアランスを用

いたTmP/GFR[6]などの計算式もある．内分泌科医と相談しながら診断を進めるのが望ましい（じつは，筆者はTmP/GFRを測ったことがない）．

4. 治療

1 緊急の治療

重症（1 mg/dL未満）のとき，または，症状があるとき（特に心筋，呼吸筋，骨格筋や神経に影響が出ているとき）には，点滴のリン補充が推奨される．また経口摂取ができない場合なども点滴になる．

このことはICU，救急，腎臓内科，内分泌科のレビュー論文[2, 3, 5, 7]でもほぼ同意されている．その一方で，具体的な投与量については意見が分かれる．リンはvolume of distributionに個人差が大きいこともあり必要量の算定が難しく，ケースバイケースで経験的に決められる．下記はあくまで一例である．

> ● ICUセッティングでの処方例
> リン酸水素ナトリウム水和物・リン酸二水素ナトリウム水和物（リン酸Na補正液）10 mmol/20 mL/A（リンとして310 mg）を生理食塩水100 mLに混ぜ，1時間での投与を6時間ごとに行う．リン濃度が2 mg/dLを超えるか血行動態などが安定するまで続ける．

使用にあたっては，リンが血中のカルシウムと結合して低カルシウム血症，異所性石灰化，急性腎障害（腎石灰化を起こし，acute phosphate nephropathyとも呼ばれる）などを起こしうることに注意が必要である．リン酸ナトリウムは高ナトリウム血症，リン酸カリウムは高カリウム血症のリスクもある．そのためリンやカルシウム濃度，腎機能を6〜12時間ごとに測り，替えられるなら早めに経口に切り替える．

2 非緊急の治療

軽症・中等症で症状がみられなければ経口で補充する．1,000〜2,000 mgのリンを7〜10日投与すれば十分なことが多いという経験的な記載もある[2]が，検証された決まった投与量というのはない．

というのも，前項でみたように低リン血症の原因には急性，一過性のものが多く，実際には補充によってというよりは原因が除去されることにより改善することも多いからである．また，病院の食事にも1日あたり1,000 mg程度のリンが含まれているため，食事が摂れるようになればそれで十分なことも多い．

その一方で，くる病，骨軟化症，Fanconi症候群などの慢性疾患には，長期の経口リン補充（ホスリボン®など）が必要になる．ただ，これも静注と同じく急性腎障害・腎石灰化などが報告されているため，内分泌科専門医の指示で処方することが望ましい．

Advanced Lecture

■ FGF23とKlotho

線維芽細胞成長因子（FGF）23は骨で産生されるホルモンだが，腎でリン利尿を促進する．そ

のため遺伝子異常で一次性にFGF23が亢進するX染色体連鎖性低リン血症性くる病（XLH）では低リン血症を呈する．一方，CKD患者の高リン血症などではFGF23産生が二次性に亢進しており，その心血管系イベントへの関与が示唆されている．また，腎のFGF23受容体サブユニットKlothoには抗老化作用もある（『腎臓が寿命を決める』とはよく言ったものだ）．FGF23とKlothoは現在も研究が進行中で，今後が注目される．

おわりに

　低リン血症について，疑うべき病歴や臨床状況，主な原因，治療すべき場面などを中心に振り返った．本稿が，低リン血症をみつけ，その原因まで突き止める充実感を味わう助けになれば幸いである．なお治療にあたって実際どのように判断しているかについては，**第5章**のケーススタディも参照されたい．

引用文献

1) Brunelli SM & Goldfarb S：Hypophosphatemia：clinical consequences and management. J Am Soc Nephrol, 18：1999-2003, 2007
2) Felsenfeld AJ & Levine BS：Approach to treatment of hypophosphatemia. Am J Kidney Dis, 60：655-661, 2012
　↑「酸塩基と電解質のティーチングケース」というシリーズ記事の1つ．
3) Geerse DA, et al：Treatment of hypophosphatemia in the intensive care unit：a review. Crit Care, 14：R147, 2010
　↑ICU領域で低リン血症がどう問題で，どのように治療されているかについてまとめたレビュー．静注補充に試されたさまざまなレジメンを表にしている．
4) 「Oxford Textbook of Clinical Nephrology 4th edition」（Turner NN, et al, eds）, p385, Oxford university press, 2015
5) Kinoshita-Katahashi N, et al：Acquired Fanconi syndrome in patients with Legionella pneumonia. BMC Nephrol, 14：171, 2013
6) Imel EA & Econs MJ：Approach to the hypophosphatemic patient. J Clin Endocrinol Metab, 97：696-706, 2012
　↑稀な先天性代謝疾患などもふまえた内分泌科のレビュー．なお，この論文だけはリン濃度1.5 mg/dL未満で点滴補充を推奨している．
7) Miller DW & Slovis CM：Hypophosphatemia in the emergency department therapeutics. Am J Emerg Med, 18：457-461, 2000
　↑少し古いが救急のレビューで，生命にかかわる重症低リン血症に対しては最もアグレッシブな治療を推奨している．

参考文献・もっと学びたい人のために

1) Liamis G, et al：Medication-induced hypophosphatemia：a review. QJM, 103：449-459, 2010
　↑低リン血症を起こしうる薬剤についてのレビュー．

プロフィール

塚原知樹（Tomoki Tsukahara）
つくばセントラル病院腎臓内科
2005年慶応大学卒．米国内科専門医，米国腎臓内科専門医．研修医のころ，難解すぎて腎臓内科だけは無理と思いました．いまも道半ばですが，学ぶ楽しさを教えてくれた偉大な恩師たちに感謝しています．学んだことは，共著の腎臓内科ブログ『僕たちのキセキ（http://bokutachinokiseki.blogspot.jp）』でも共有しておりますので，ご覧くだされば幸いです．

第4章 各論：電解質異常の症状，原因，診断，治療

9. 高マグネシウム血症

上原温子

Point

- 高マグネシウム血症は多くの場合，腎機能低下が基礎にある
- 高マグネシウム血症の症状は非特異的であり，Mg値はルーチンの採血で測定しないことが多く，見落としやすい
- 高マグネシウム血症の原因はほとんどがMg含有製剤の摂取であることから，慢性腎臓病（CKD）患者，高齢者ではときどきモニターし，予防することが重要である
- 重症高マグネシウム血症は稀ではあるが，致死的疾患であり，治療法に精通する必要がある

はじめに

Mgは300以上の酵素反応の補酵素としての役割をもち[1]，われわれにとって必須のミネラルである．Mgの恒常性は，**腎臓，小腸，骨**によって維持される（図）．腎臓は体内にMgが多く存在するときと糸球体濾過量（glomerular filtration rate：GFR）が減少しているときには，濾過したMgの大半を排泄することができる．そのため，高マグネシウム血症は比較的稀な電解質異常である．

Mgは体内に約25 g存在し，その**約半分が骨**に，約45％が軟部組織に存在し，**細胞外液には約1％**（250 mg）のみ存在する．血清Mg濃度の正常値は1.7〜2.4 mg/dLで，4.8 mg/dL未満の高マグネシウム血症では無症候性であることが多い．外来で目にする高マグネシウム血症はほとんどが無症候性であり，血清Mg濃度は定期採血で測定しないことが多く，急性腎障害や便秘を合併し，症候性になってはじめて高マグネシウム血症に気づくことが多い．症候性の高マグネシウム血症では，重大な合併症に至ることがある．

1. 症状

高マグネシウム血症は神経筋毒性と心毒性を呈する．表1に示すように血清Mg濃度と症状は相関する[2]．

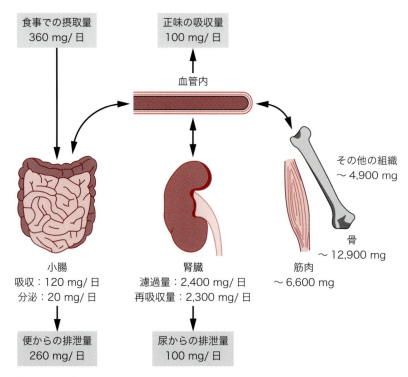

図　Mgのバランス
Mgの恒常性は小腸，骨，腎臓によって維持されている．MgはCaと同様に腸で吸収され，骨のミネラルとして貯蔵される．過剰なMgは腎からは尿として，腸からは便として排泄される
文献1より引用

表1　高マグネシウム血症の症状

血清Mg濃度　＜4.8 mg/dL
無症候性
血清Mg濃度　4.8〜7.2 mg/dL
意識混濁
深部腱反射低下
血清Mg濃度　7.2〜12 mg/dL
傾眠傾向
深部腱反射消失
低カルシウム血症
低血圧
徐脈
心電図変化（P-R間隔の延長，QT延長，QRS開大）
血清Mg濃度　＞12 mg/dL
弛緩性四肢麻痺，無呼吸，完全房室ブロック，心停止

※換算：2.4 mg/dL＝2 mEq/L＝1 mmol/L

表2 高マグネシウム血症の原因

Mgの点滴投与，CKDなし
切迫早産の治療
子癇の治療
Mgの内服投与，CKDなし
緩下薬
制酸薬
epsom salt
その他
海で溺水

1 神経筋毒性

Mgは**シナプスの伝導を抑制**する．はじめは**嗜眠**や**意識混濁**を認め，血清Mg濃度が上昇すると，**深部腱反射**が低下する（4.8〜7.2 mg/dL）．さらに上昇すると（7.2〜12 mg/dL），深部腱反射は消失し，意識レベルは低下する．血清Mg濃度が12 mg/dLを超えると，**弛緩性四肢麻痺**や**無呼吸**となる．副交感神経の抑制により，**瞳孔は固定し散大**するため，脳幹ヘルニアと似た症状を呈する．平滑筋も障害されるため，**イレウス**や**尿閉**に至る．

2 心毒性

心臓において，Mgは再分極に必要なCaチャネルとKチャネルを抑制する．血清Mg濃度が7 mg/dLを超えると，**低血圧**，**心電図変化**（PR延長，QT延長，QRS開大）がみられる．さらに，血清Mg濃度が10 mg/dLを超えると，心室細動，完全房室ブロック，心停止が起こる．

2. 原因

表2に一般的な高マグネシウム血症の原因を示した[3]．腎機能が低下している状況でのMg含有製剤の投与が原因となることが最も多い．

1 薬剤性

Mgは制酸薬・緩下薬として使用される．また，それ以外の使用法として，epsom saltがあるが，これは100%の硫酸マグネシウム塩で，口腔ケアなどに使用される[4]．

Mg含有製剤は市販でも購入できるため，医療面接が重要である．また，症候性の高マグネシウム血症では昏睡などで十分に情報がとれない場合もあり，家族からの聴取も必要である．

便秘の場合には腸管でのMg含有製剤の停滞時間が長く，Mgが吸収されやすいため，高マグネシウム血症をきたしやすい[5]．

また，Mg含有製剤は**アルカリ物質**であるため，ビタミンD製剤やCa製剤を同時に内服していると，腎臓でのCa再吸収を促進し，高カルシウム血症をきたしやすい（カルシウム・アルカリ症候群）．高カルシウム血症では急性腎障害をきたしやすく，さらに高マグネシウム血症が助長されるという悪循環に陥る．

Mg点滴製剤（硫酸Mg）は子癇，切迫早産，QT延長によるtorsades de pointesに使用され，

慢性腎臓病（chronic kidney disease：CKD）がなくても高マグネシウム血症をきたす[6]．通常の投与量で，血清Mg濃度は4〜8 mg/dLにまで上昇する．

また，海水はMgを豊富に含み（14 mg/dL），最も濃度が高いのは死海で394 mg/dLにまで上る．海での溺水は高ナトリウム血症だけでなく高マグネシウム血症もきたす．

2 腎でのMg排泄低下

高マグネシウム血症の原因で最も多いのは**CKD**である．腎臓のMg調整能力は大きく，血清Mg濃度によって，Mgの排泄率を変化させることができる（FEMg 0.6〜70％）．GFRが低下すると尿細管でのMg再吸収能が低下し，FEMgは上昇する．これにより，GFRが30 mL/分を下回るまでMgバランスは保たれる．GFRが30 mL/分を下回ると高マグネシウム血症を発症しやすくなる．末期腎不全患者では，通常量のMg含有製剤によっても血清Mg濃度の上昇を認める[7]．

> ●ワンポイントアドバイス
> **高マグネシウム血症のハイリスク群**
> 高齢者では血清Crで判断すると腎機能低下が軽度であるにもかかわらず，高度の高マグネシウム血症をきたすことが報告されている[8]．筋肉量の少ない高齢者や女性では血清Crが正常範囲でも，実際にはCKDであることも少なくなく，Mg含有製剤内服中はモニターが必要である．

腎機能が低下していないにもかかわらず，腎臓でのMg排泄が低下することで軽度高マグネシウム血症をきたすことがある．リチウム中毒と家族性低カルシウム尿性高カルシウム血症（familial hypocalciuric hypercalcemia：FHH）である．リチウムはヘンレループの太い上行脚の血管側に存在するCa感知受容体（Ca sensing receptor：CaSR）に作用する．リチウムはCaSRのアンタゴニストとして働くことで，Mgの再吸収を促進する．また，FHHはCaSRの変異をきたす遺伝疾患であり，同様の機序で軽度高マグネシウム血症をきたす．

3 細胞内外のMg移動

赤血球内のMg濃度は3.96〜6.36 mg/dLであり，血清Mg濃度より高い．そのため，採血時に溶血を起こしていると，偽性高マグネシウム血症をきたすため注意が必要である．特に成熟過程の赤血球はMgを多く含むため，エリスロポエチン投与中の患者では溶血による偽性高マグネシウム血症のリスクとなる．

3. 診断

高マグネシウム血症の症状は非特異的であるため，血清Mg濃度の測定が遅れやすい．また，高マグネシウム血症がほかの疾患とオーバーラップしているとき，さらに診断を難しくしている．特に致命的な状況，すなわち**徐脈・低血圧，呼吸不全，四肢麻痺**では高マグネシウム血症を疑う必要があることを強調したい．

4. 治療

緊急性を判断し，鑑別・治療を行っていくというアプローチはほかの電解質異常と同じである．特に重症の高マグネシウム血症では呼吸不全，循環不全をきたすことから，人工呼吸管理や昇圧薬，ペースメーカー治療の必要性を常に考える．根本的な治療としてはMg濃度を低下させることである．

1 原因薬剤の中止

Mg含有薬剤の中止を行う．腎機能が正常であれば，通常，自然に腎排泄される．生理食塩水とフロセミドの投与でもMgの腎排泄は増加するので，考慮してもよい．

2 Ca製剤

血圧低下や呼吸抑制，麻痺などの**神経症状**がある場合は，Ca投与を行う．CaはMgの心毒性，神経毒性を拮抗するが，Mg濃度を低下させるわけではないので，透析を開始するまでのつなぎとして使用する．Caは静注で100〜200 mgを5〜10分かけて投与する．

Ca投与により**心電図所見の改善**が報告されていることもあり，Ca製剤は一時的な使用のみならず，高マグネシウム血症以外の原因の除外目的にも使用できる（Ca製剤は心電図変化がある高カリウム血症のときにも使用するため，高カリウム血症が合併していると判断しづらい）．

> ●処方例
> 8.5％グルコン酸カルシウム（カルチコール）1回20 mL（Caにして157 mg）　5〜10分かけて静注[9]

3 血液透析

腎機能が低下していると，Mgの腎排泄に限界があるので，血液透析をすべきである．血液透析に使用する透析液中Mg濃度は**1.2 mg/dL**と少なく，Mgは**拡散**の原理で効率よく除去できる．血行動態が安定しているのであれば間欠的血液透析は効率に優れているが，数時間の血液透析で血清Mg濃度が一時的に低下しても，体内のMgの99％は細胞内に存在するため，血液透析終了後には細胞内から細胞外への移動が生じ，再び高マグネシウム血症（rebound hypermagnesemia）が起こりうる．そのため，重症の高マグネシウム血症の場合には症状が安定するまでの間，持続的血液濾過透析（continuous hemodiafiltration：CHDF）を検討するべきである[5, 10]．

おわりに

Mgは生体に必須のミネラルであるが，多くの電解質と同じく「過ぎたるは猶及ばざるがごとし」で，高マグネシウム血症は症候性に至ると致死的な電解質異常である．ほとんどが医原性であることが多く，予防が最重要と考える．Mg含有製剤を処方するときには，高マグネシウム血症のリスクファクターを念頭に，定期採血での血清Mg濃度の測定を忘れないようにしたい．

文献・参考文献

1) Jahnen-Dechent W & Ketteler M：Magnesium basics. Clin Kidney J, 5：i3-i14, 2012
2) Navarro-González JF, et al：Clinical implications of disordered magnesium homeostasis in chronic renal failure and dialysis. Semin Dial, 22：37-44, 2009
3) 「Nephrology in 30 days second edition」(Reilly RR & Perezell M), pp175-177, McGraw-Hill Education, 2014
4) Birrer RB, et al：Hypermagnesemia-induced fatality following epsom salt gargles (1). J Emerg Med, 22：185-188, 2002
5) Weng YM, et al：Hypermagnesemia in a constipated female. J Emerg Med, 44：e57-e60, 2013
6) 川村祐一郎：薬物投与によるマグネシウム代謝への影響. Clin Calcium, 22：1211-1216, 2012
7) 「レジデントのための腎臓病診療マニュアル 第2版」(深川雅史, 他/編), pp155-157, 医学書院, 2012
8) Onishi S & Yoshino S：Cathartic-induced fatal hypermagnesemia in the elderly. Intern Med, 45：207-210, 2006
9) Kraft MD, et al：Treatment of electrolyte disorders in adult patients in the intensive care unit. Am J Health Syst Pharm, 62：1663-1682, 2005
10) Bansal AD, et al：An Unusual yet "Mg" nificent Indication for Hemodialysis. Semin Dial, 29：247-250, 2016

プロフィール

上原温子(Atsuko Uehara)
聖マリアンナ医科大学横浜市西部病院腎臓・高血圧内科
水・電解質・酸塩基平衡異常に魅せられて腎臓の世界に入りましたが,その奥深さに日々圧倒されています.

第4章 各論:電解質異常の症状,原因,診断,治療

10. 低マグネシウム血症

志水英明

Point

- 血清Mg低下ではMg欠乏があり,血清Mg正常でもMg欠乏のことがある
- 低カルシウム血症・低カリウム血症・代謝性アルカローシスいずれかをみたら低マグネシウム血症を考える
- 緊急時(時間外)にMgを測定できない場合は疑った時点で検体(血清Mg・尿Mg)を保存しておく

はじめに

Mgの基本情報は以下の通りである.

原子量:24.3(体内総量 24 g) 1 mol = 2 mEq = 24.3 mg
正常値:1.7〜2.4 mg/dL(単位変換 X/2.4 = mol/L)
吸収:腸管/排泄:腎臓

Mg^{2+}は細胞内で2番目に多い陽イオンであり,生命体のエネルギー利用において最も重要な要素である.またATPaseの補酵素として働き,ATPからのエネルギー放出にはMgが必要である.Mgは腸管で吸収され,腎臓から排泄される.腎臓の調節は主にヘンレループの太い上行脚と遠位曲尿細管でされる.ヘンレループではNKCC2(Na^+-K^+-$2Cl^-$ contransporter)抑制(フロセミドの作用部位)やCa受容体作用(高カルシウム血症やアミノグリコシド)で排泄が亢進する.

体内の総量は24 g(15 mmol/kg)で,偶然分子量と同じである.カルシウム(Ca)の体内総量1,000 g,リン(P)の体内総量が700 gに比べ,かなり少ない.体内総量の半分が骨に,半分がそのほかの細胞内に存在し,細胞外液にはわずか1%であり,血清濃度からはMg量を推測できないこともあり,病歴や臨床症状から判断する必要がある[1].

1. 症状

低マグネシウム血症では神経筋や全身性症状,心電図異常や不整脈,そして電解質異常がみられる.

表1　低マグネシウム血症の原因

腸管吸収低下	アルコール症，吸収不良，栄養不良，Mg不足の栄養管理，プロトンポンプ阻害薬（PPI），下痢，下剤乱用，腸切除後，長期的腸管ドレナージ
腎排泄亢進	1）流量増加：多尿，浸透圧利尿
	2）近位尿細管再吸収低下：細胞外液量増加
	3）ヘンレループの太い上行脚再吸収低下：ループ利尿薬，高カルシウム血症
	4）遠位曲尿細管障害再吸収低下：サイアザイド利尿薬
	5）薬剤：シスプラチン，アムホテリシンB，カルシニューリン阻害薬，アミノグリコシド，ペンタミジン，ホスカルネット，アルコール，EGF受容体拮抗薬
	6）先天性疾患による腎排泄増加 ①ヘンレループの太い上行脚の部位：Bartter症候群，腎石灰化を伴う家族性高カルシウム尿症性低マグネシウム血症（Claudin16/19異常），常染色体優性副甲状腺機能低下症（CaSRの活性化変異） ②遠位曲尿細管の部位：Gitelman症候群，二次性低カルシウム血症を伴う家族性低マグネシウム血症（腸と腎のTRPM6の遺伝子変異），低カルシウム尿症を伴う常染色体優性低マグネシウム血症（*FXYD2*遺伝子変異），孤発性常染色体劣性低マグネシウム血症，EAST症候群など
細胞外から細胞内への移動	飢餓骨症候群，refeeding症候群
その他	急性膵炎，急性間欠性ポルフィリン症，皮膚からの喪失（熱傷，大量発汗）

文献2より転載

1 神経筋や全身症状
- テタニー，Chvostek徴候，Trousseau徴候，痙攣，全身脱力，食欲不振・吐き気，無気力，精神錯乱，昏睡

2 心電図異常・不整脈
- QRS開大，2相性T波，非特異的なT派形態異常，U波，QT延長，QU延長，torsade de pointes，VT
- 低マグネシウム血症はジギタリス中毒を起こしやすい

3 電解質異常
- 低カリウム血症
- 低カルシウム血症
- 代謝性アルカローシス（尿中Cl＞20 mEq/L以上）

2. 原因

　低マグネシウム血症の原因は病歴や臨床症状から判断することができる．よくみられる原因として以下がある．

　経口摂取困難，アルコール多飲，利尿薬（フロセミド・サイアザイド），プロトンポンプ阻害薬[2]，下痢，糖尿病，飢餓状態での栄養再開時（refeeding症候群）である．**第2章1 ■Refeeding症候群を参照**（表1，図1）．

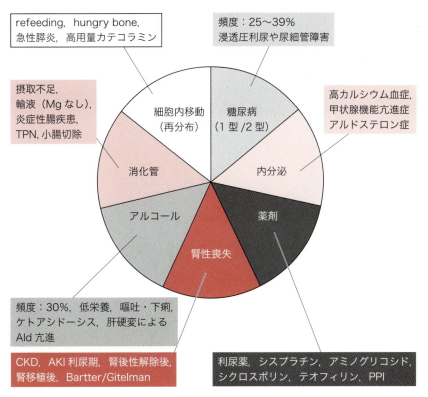

図1 低マグネシウム血症の原因
円グラフの中には原因，それぞれのボックスには病態を示した．TPN：total parenteral nutrition（完全静脈栄養）．
文献4を参考に作成

Advanced Lecture

■ 低マグネシウム血症が引き起こす電解質異常の機序

- **低カリウム血症**：皮質集合管の主細胞からのKチャンネル（renal outer medullary potassium channel：ROMK）からのK分泌促進など．
- **低カルシウム血症**：Mg欠乏はPTH（副甲状腺ホルモン）の分泌を阻害し，血清1.25（OH）$_2$D濃度も低値となる．PTHと血清1.25（OH）$_2$D濃度も阻害することによる．
- **代謝性アルカローシス**：Mg欠乏はヘンレループの太い上行脚のNa吸収を弱めることによる利尿作用がある．それによりアルドステロン上昇と代謝性アルカローシスをきたす．尿中Cl＞20 mEq/L以上となる代謝性アルカローシスABCD（A：アルドステロン症，B：Bartter症候群，C：Cushing症候群，D：Mg欠乏　depletion of Mg）の1つである．

3. 診断

血清濃度低下があれば診断となる．血清Mg低下ではMg欠乏があり，また，血清Mg正常でも

表2　Mgが含まれる輸液

	Na⁺ (meq/L)	K⁺ (meq/L)	Cl⁻ (meq/L)	Mg²⁺ (meq/L)	Ca²⁺ (meq/L)	
フィジオ®140輸液	140	4	115	2	3	細胞外液
ビーフリード®輸液	35	20	35	5	5	B₁・低濃度糖加アミノ酸液
アミグランド®輸液	35	20	35.2	5	5	B₁・低濃度糖加アミノ酸液
アクチット®輸液	45	17	37	5	-	維持輸液（3号液）
エルネオパ®1号輸液	50	22	50	4	4	高カロリー輸液用糖・電解質・輸液・アミノ酸・総合ビタミン・微量元素液
フルカリック®1号輸液	55	33	54	11	9.4	高カロリー輸液用糖・電解質・輸液・アミノ酸・ビタミン液
ハイカリック®RF輸液	50	-	30	6	6	高カロリー輸液用糖・電解質液（腎不全）

Mg欠乏のことがある．これはマグネシウムが細胞外液に1％しか分布していないためである．そのため血清濃度からは体内Mg量を推測できないことも多く，病歴や臨床症状から判断する必要がある．時間外では血清Mgを測定できないことが多いので，疑った時点で輸液を開始する前の検体（血清Mg・尿中Mg）を保存しておく．その理由としてマグネシウムが含まれている輸液（表2）で意図せずマグネシウムが補充され，体内Mg欠乏が残存していても血清Mgが低下していない可能性があるためである．

腎排泄亢進の病態を尿中Mg排泄率もしくは排泄量で鑑別する（図2）．尿中Mg排泄量で排泄亢進か排泄低下かを鑑別する．FEMgはイオン化しているMgが70％のため血清Mgに0.7をかける必要がある．FEMgは腎機能が正常の際に使用できるもので腎障害のある場合はFEMgが低下していなくても腸管吸収低下や細胞内シフトは否定できない．

血清Mgが正常でもマグネシウム欠乏が疑われるときにはMg負荷試験を行い鑑別することが可能である（図3）．この試験は血清Mgが正常化してもMg欠乏があるかどうか鑑別することもできる．しかし腎排泄が亢進している場合には利用できない．また腎不全では禁忌である．

4. 治療

血清Mgが1.4 mg/dL未満のとき，心疾患，てんかん，重症な低カリウム血症，重症な低カルシウム血症のとき治療すべきである．Mgは腎臓から排泄されるため腎不全では高マグネシウム血症に注意する．

1 経静脈投与

緊急時には経静脈的に投与する（第5章1-⑩参照）．マグネゾール®は低マグネシウム血症に

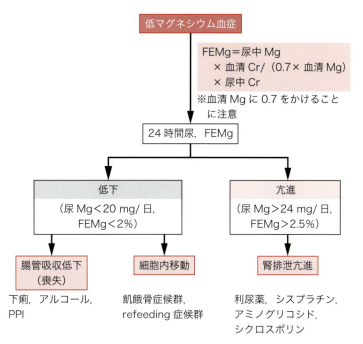

図2　低マグネシウム血症の診断
文献1より引用

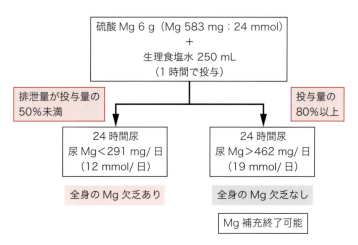

図3　Mg負荷試験
＊禁忌：腎不全
文献5を参考に作成

保険適用がないので注意が必要である．
　静脈投与の注意点として，
① 高マグネシウム血症のリスク（特に腎機能低下の場合注意），腱反射消失が高マグネシウム血症のサインとなる．
② 低カルシウム血症のリスク（大量の硫酸Mg投与は尿中Ca排泄を亢進およびCa^{2+}とSO_4^{2-}が複合体を形成）

表3 マグネシウム製剤の種類（経口）

商品名	一般名	容量	Mg量（日）
マグミット®錠 250 mg	酸化マグネシウム	1回1錠 1日2回	300 mg
酸化マグネシウム錠 200 mg	酸化マグネシウム	1回1錠 1日2回	240 mg
酸化マグネシウム「JG」150 mg	酸化マグネシウム	1回150 mg 1日3回	270 mg
ミルマグ®錠 350 mg	硫酸マグネシウム水和物	1回1錠 1日2回	287 mg
硫酸マグネシウム＊	硫酸マグネシウム水和物	1回1g 1日3回	294 mg

＊低マグネシウム血症の適応あり
文献1, 2, 6を参考に作成

③ 低カリウム血症のリスク（大量の硫酸Mg投与は硫酸イオンが尿細管腔の陰性荷電を増強し，陽イオンであるK^+排泄亢進させる）．

投与の際にはMg，Ca，Kの頻回の測定が必要である．

2 経口投与

経口投与は血清Mgが正常値に達してから1～2日間（通常，全部で3～7日間）投与を続ける．その際，1日1回は血清Mgを測定する．

> ●処方例
> 腎機能正常例は表3を参照．
> 1日あたりに投与するMgとして300 mg以上では下痢を起こす可能性あり．

経口投与の注意点として，
① Mg製剤はアルカローシスをきたす．
② 硫酸Mgは低カリウム血症をきたす恐れがある（硫酸イオンが尿へのK排泄を増強）．
③ ニューキノロン，アジスロマイシン，MMFの経口吸収率を低下させる恐れ（薬剤相互作用を確認）．
④ Mg 300 mg/日以上は下痢の可能性がある．また，トリアムテレン®には尿中Mgの排泄を減少させる作用があり，有用である．

おわりに

マグネシウムは忘れられやすい電解質であり，電解質異常（低カルシウム，低カリウム，代謝性アルカローシス）や病歴で疑う．

文献・参考文献

1) 志水英明：MgおよびZn濃度の異常．medicina, 54：317-322, 2017
2) 大山友香子：第3章4.Mg代謝．「研修医のための輸液・水電解質・酸塩基平衡」（藤田芳郎，他／編），245-260，中外医学社，2015
3) Kieboom BC, et al：Proton pump inhibitors and hypomagnesemia in the general population：a population-based cohort study. Am J Kidney Dis, 66：775-782, 2015
4) Mascarenhas R, et al：Magnesium Disorders. Hospital Medicine Clinics, 4：549-564, 2015
5) マグネシウム．「ICUブック 第4版」（Marino PL／著，稲田英一／監訳），pp561-572，メディカル・サイエンス・インターナショナル，2015
6) 「こんな時どうすれば!? 腎臓・水電解質コンサルタント 第2版」（深川雅史／監．小松康宏，和田健彦／編），金芳堂，2017

プロフィール

志水英明（Hideaki Shimizu）
大同病院腎臓内科
電解質異常はよくある疾患で，どの診療科でも必要な知識です．一緒に楽しく勉強しませんか．ご連絡お待ちしています．

第5章

症例から学ぶ電解質異常の診かた・考え方・動き方

1. 緊急性がある症例にどう対処する？
2. 緊急性がない症例にどう対処する？

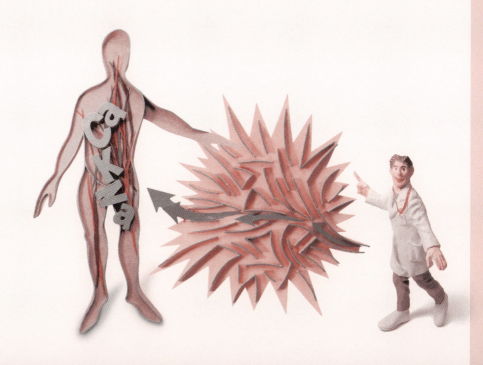

第5章 症例から学ぶ電解質異常の診かた・考え方・動き方

1. 緊急性がある症例にどう対処する？
① 症候性の高ナトリウム血症と細胞外液量低下の症例

米谷拓朗，佐々木 彰

痙攣発作を呈した症候性高ナトリウム血症の症例

症例1

82歳男性，高血圧症の既往があり，脳出血後遺症にて施設入所中．ADLは全介助であった．1週間前より倦怠感が出現，食事摂取量が不十分となり救急外来を受診した．

受診時の意識レベルはJCS I -1（普段と著変なし）．バイタルサインは体温 37.2 ℃，血圧 137/68 mmHg，脈拍数 89回/分，呼吸数 19回/分，SpO₂ 96 %（室内気，自発呼吸）．眼瞼結膜に特記所見なし．頸静脈怒張なし．心音と呼吸音に異常を認めない．腹部は平坦・軟で圧痛なし．CVA叩打痛は陰性．下腿浮腫を認めない．体重 50 kg．

採血施行後，全身強直間代性痙攣が出現．

心電図モニター上，正常洞調律，心拍数 102回/分であった．静脈血液ガスにて血糖 98 g/dL，Na 157 mEq/L，K 4.3 mEq/L，Cl 121 mEq/Lであった．

呼吸抑制に注意しつつジアゼパム 0.5 Aを静注，痙攣はすみやかに消失した．

1. 緊急性があると判断した理由

外来受診後，痙攣発作を呈した1例である．上記検査結果のみでは痙攣の原因検索に不十分であるが，血液ガス分析より Na 157 mEq/L と高値であった．症候性高ナトリウム血症による痙攣発作も鑑別にあがり，緊急性があると考えられる．

2. 本症例の診かた・考え方

高齢のADLが低下した患者に生じた痙攣と，高ナトリウム血症である．少し本題から逸れるが，本症例からは痙攣発作への初期対応を学ぶことができる．痙攣を診療するにあたり，反射神経的に「痙攣→ジアゼパム投与」とするのは危険である．まず除外すべき2つの疾患が想起できるだろうか？ 1つ目は不整脈（心室細動など）による痙攣であり，こちらは脈拍の確認やモニター波形にて評価することができる．2つ目は低血糖発作による痙攣であり，本症例では血液ガス分析結果から否定的である．これらを除外した後に，痙攣の原因として頭蓋内疾患，髄膜炎，電解質異常，薬剤性，稀ではあるが全身性エリテマトーデス（SLE），血栓性血小板減少性紫斑病

(TTP) などを鑑別していく．

本症例では追加検査を行い高ナトリウム血症による痙攣が疑わしく，症候性高ナトリウム血症に対し加療を行う方針となった．高ナトリウム血症の治療アルゴリズムに関しては**第4章1 図2**を参照してもらいたい．症候性高ナトリウム血症では症状が改善するまで1 mEq/L/時の速度で血清Na濃度補正を開始し，10～12 mEq/L/日を越えないように注意する．

Advanced Lecture

■ 自由水欠乏量の計算

高ナトリウム血症は相対的な自由水（＝5％ブドウ糖液）欠乏症である（**第4章1**）．

細胞外液量の評価を行った後，循環動態を保ちつつ①現時点での自由水欠乏量と，進行形で失っている自由水欠乏量として，②不感蒸散，③不感蒸散以外（尿やドレーンなど），の計3点を評価し，加療と原因精査を行う．

本症例は身体所見から細胞外液量はほぼ正常と考え，バイタルサインからは循環不全は認めない．救急外来におけるNa補正であり，②，③については初診時に詳細なデータがないことも多い．ここでは①に焦点をあて，自由水欠乏量の求め方について述べる．

自由水欠乏量＝体重×0.6（L）×（血清Na濃度－140）/140

本症例では，50×0.6×（157－140）/140＝3.64（L）であり，約3.64 Lの自由水欠乏があると考えられる．この3.64 Lの自由水を5％ブドウ糖液で補うと仮定し，1時間に1 mEq/L低下させるペースで輸液を組んでみる．157－140＝17 mEq/Lの血清Na濃度を低下させるには17時間かければよいので，

1時間あたりの自由水投与量＝3.64（L）/17（時間）＝3,640/17（mL/時）＝214（mL/時）

の速度で5％ブドウ糖液を投与すればよいこととなる．もっと簡単に求める方法はないだろうか？ 現在の血清Na濃度をX（mEq/L）とすると，

自由水欠乏量＝体重×0.6（L）×（X－140）/140

となる．上記と同様に，1時間で1 mEq/L低下させるとすると，補正には（X－140）時間かければよいので，

1時間あたりの自由水投与量＝体重×0.6×（X－140）/140×1,000（mL）/（X－140）（時）
　　　　　　　　　　　　＝体重×0.6×1/140×1,000（mL/時）
　　　　　　　　　　　　＝体重×4.28（mL/時）

となる．よって，おおまかにではあるが1時間あたり『体重×4（mL）』の自由水を投与すれば血清Na濃度は1 mEq/L低下することがわかる．上記計算式は低ナトリウム血症における水制限にも応用可能である．なお，5％ブドウ糖液は300 mL/時以上のスピードで投与すると高血糖をきたし浸透圧利尿を助長するため注意が必要である点も押さえておきたい．

3. 本症例への対応

本症例では5％ブドウ糖液投与〔体重（50 kg）×4＝200（mL/時）〕にて血清ナトリウム補正を開始した．1時間後にはNa 156 mEq/Lまで低下し，経過，中痙攣発作の出現を認めなかったため，過剰補正に注意し5％ブドウ糖液の投与量を調整する方針とした．

細胞外液量低下の高ナトリウム血症の症例

症例2

78歳女性，高血圧症の既往があり．前日より腹痛・嘔吐が出現し，内科外来を受診した．受診時の意識レベルは清明．バイタルサインは体温37.2℃，血圧112/50 mmHg（ベースは120/60 mmHg台），脈拍数98回/分，呼吸数18回/分，SpO₂ 96％（室内気，自発呼吸）．体重40 kg（元来43 kg台），身体所見上，眼瞼結膜蒼白なし，口腔粘膜乾燥あり．頸静脈怒張なし．心音と呼吸音に異常を認めない．腹部は膨隆・軟で正中に圧痛あり，筋性防御なし．下腿浮腫なし．

採血にて，Na 145 mEq/L，K 3.8 mEq/L，Cl 109 mEq/L，BUN 23 mg/dL，Cre 0.98 mg/dLであった．腹部単純X線撮影にて小腸ガス，ニボー形成を認めた．腹部造影CTにて小腸拡張あり，free airや壁内ガスは認めず，小腸閉塞の診断にて内科入院となった．同日より胃管挿入後，絶食補液管理を開始した（0.9％生理食塩水1,500 mL/日）．

翌日，血圧低下にてドクターコールあり．診察時，血圧93/46 mmHg，脈拍数103回/分．血液検査にて，Na 151 mEq/L，K 3.5 mEq/L，Cl 116 mEq/L，BUN 34 mg/dL，Cre 0.94 mg/dLであった．腹痛は自制範囲内であった．体重は40.5 kg，尿量300 mL/日．尿中Na 17 mEq/L，尿中K 20 mEq/L．胃管排液は認めなかった．

1. 緊急性があると判断した理由

本症例は比較的急性発症の高ナトリウム血症である．高ナトリウム血症による臨床徴候は認めないものの，血圧低下や口腔粘膜乾燥，体重減少などから細胞外液量減少による循環不全を認めていると判断され，緊急性は高いと考える．

2. 本症例の診かた・考え方

急性経過で発症した無症候性高ナトリウム血症である．くり返すが高ナトリウム血症とは体内の自由水が減少している病態であり，細胞外液量に関しては（A）減少，（B）正常，（C）増加の3つの病態がある．ここで，高ナトリウム血症の病態を温泉に例えてみたい．

高ナトリウム血症の3つの病態は，細胞外液を源泉，自由水を水道水とすると源泉に近い濃度の高い湯が，（A）～（C）のようにバスタブを占めるイメージである．図1において，水位は細胞外液量を反映する．

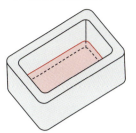
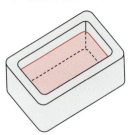
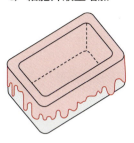

A) 細胞外液量減少　　B) 細胞外液量正常　　C) 細胞外液量増加

図1　高ナトリウム血症の細胞外液量による分類（細胞外液量は水位を反映）

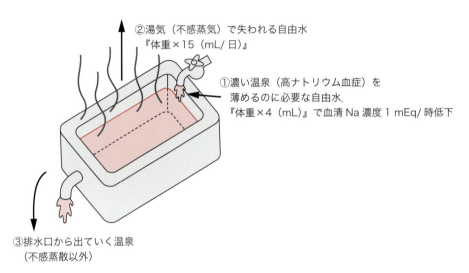

②湯気（不感蒸気）で失われる自由水
『体重×15（mL/日）』

①濃い温泉（高ナトリウム血症）を薄めるのに必要な自由水．
『体重×4（mL）』で血清Na濃度1 mEq/時低下

③排水口から出ていく温泉
（不感蒸散以外）

図2　①自由水欠乏量，②不感蒸散，③不感蒸散以外の喪失量

　本症例で認められる，血圧低下，粘膜乾燥，尿中Na低下，尿中Na＜Kの濃度逆転は細胞外液量減少を示唆する所見である．原因としてはイレウスによる腸管浮腫により，有効循環血漿量が低下したことがあげられる．図1Aのような印象であり，細胞外液と自由水両方の補充が必要である（水位上げつつ源泉を薄めるイメージ）．

Advanced Lecture

■ 輸液を考えるための3要素

　上記症例における輸液の組み方について考えてみたい．先ほどのバスタブを少し改良して図2とする．輸液を考えるうえでは1) 自由水欠乏量，2) 不感蒸散，3) 不感蒸散以外（尿，便，ドレーン排液など）の喪失量，の3つの要素を考える必要がある．

1) 自由水欠乏量

　自由水欠乏量は図1において，現在の濃い源泉を適度に薄めるためにはどれくらいの水道水（自由水）が必要か？ という視点にから考えるとわかりやすい．

　自由水欠乏量の求め方は症例1に示した通りである．概算する場合は『体重×4（mL）』の自

由水を投与することで血清Na濃度を1 mEq/L低下させることができる．

本症例では体重40 kgであり，40 × 4 = 160（mL）の自由水を投与することで血清Na濃度を1 mEq/L低下させることができる．例えば1日に6 mEq/Lの血清Na濃度低下をめざすのであれば，160 × 6 = 960（mL）の自由水を1日に投与すればよい．

2）不感蒸散

人体からは発汗や粘膜からの蒸発により自由水喪失が起きており，図2におけるバスタブからの湯気が不感蒸散に相当する．第4章1より不感蒸散＝体重× 15（mL/日）と計算すると，本症例では1日に40 × 15 = 600（mL）の不感蒸散が発生する．

3）不感蒸散以外の喪失量

図2よりわかるように，補正の肝は，3）のバスタブの排泄口からでていく温泉（尿，便，ドレーン排液など）をどう補うかである．1），2）は体重がわかれば計算式で求めることができる普遍的な値であるが，実臨床で計算が合わなくなるとすれば3）が影響している可能性が高い．

これは1），2）が自由水欠乏であるのに対し，3）は細胞外液と自由水を混ぜた組成であり，排液量および排液中の電解質組成が常に変化しうるからである．そして，また，細胞外液量（水位）に応じて細胞外液を補正する必要がある．

3. 本症例への対応

本症例は，図1Aのように温泉の水位（細胞外液量）が減少しており，尿量の減少および血圧低下という循環不全をきたしている．細胞外液量が正常（図1B，循環不全なし）であれば尿中の自由水，電解質をそのまま補充すればよいが，本症例では水位を増すためにまず細胞外液の補充で循環不全を解除する必要がある．循環不全が解除されれば血圧は上昇し，尿量も増加するはずである．

まず生理食塩水500 mLの負荷にて循環不全の解除を行い，血圧上昇を確認した．1）＋2）より自由水欠乏量1,560（mL/日）を5％ブドウ糖液にて，3）を乳酸リンゲル液にて追加投与する方針とした．

●処方例
2）5％ブドウ糖液　60 mL/時
3）酢酸リンゲル（ソルアセト®F）　20 mL/時

文献・参考文献

1) 「研修医のための輸液・水電解質・酸塩基平衡」（藤田芳郎，他/編），pp329-330，中外医学社，2015
2) 「より理解を深める！体液電解質異常と輸液 改訂3版」（深川雅史/監，柴垣有吾/著），pp78-80，中外医学社，2007
3) Rose BD：New approach to disturbances in the plasma sodium concentration. Am J Med, 81：1033-1040, 1986

プロフィール

米谷拓朗（Takurou Kometani）
飯塚病院腎臓内科
飯塚病院で医者人生をスタートし，後期研修医3年目となりました．内科医にもかかわらず最近はシャント作成に没頭しています．手術も輸液も準備が大切，読者の皆様と輸液の楽しさを共有できますと幸いです．

佐々木 彰（Sho Sasaki）
飯塚病院腎臓内科／臨床研究支援室

第5章 症例から学ぶ電解質異常の診かた・考え方・動き方

1. 緊急性がある症例にどう対処する？

② 重症症候性の低ナトリウム血症の症例と過剰補正された症例

座間味 亮

尿酸低下を伴う症候性低ナトリウム血症の症例

症例1

32歳女性．生来健康．サイトメガロウイルス肝炎の診断で近医入院．入院後倦怠感強く，徐々に食事が摂れなくなり，3号液輸液で対応されていた．その後下肢より全身へ広がる筋力低下があり，Guillain-Barré症候群が疑われ当院へ転院となった．

転院前日より悪心・嘔吐あり，意思疎通困難，不穏行動が出現していた．

意識レベル：JCS Ⅱ-10，血圧120/80 mmHg，脈拍70回/分，腋窩乾燥なし．ツルゴール低下なし．

検査所見：赤血球433万/μL，Hb 12.5 g/dL，Ht 34.0 %，白血球6,200/μL，血小板43万/μL，総タンパク5.2 g/dL，アルブミン2.7 g/dL，尿素窒素5 mg/dL，クレアチニン0.35 mg/dL，eGFR 167 mL/分/1.73 m^2，尿酸1.8 mg/dL，Na 104 mEq/L，K 4.2 mEq/L，Cl 76 mEq/L，尿比重1.013，尿中Na 141 mEq/L，尿中K 41 mEq/L，尿中Cl 122 mEq/L，尿中クレアチニン19 mg/dL

1. 緊急性があると判断した理由

本症例では悪心・嘔吐を認め，さらに錯乱および傾眠状態であり，低ナトリウム血症による頭蓋内圧亢進が疑われる．したがって重症に分類され，緊急性があると判断する．

2. 本症例の診かた・考え方

本症例では重症症候性低ナトリウム血症であり，3％NaCl溶液を使用して補正する．しかし，第5章2-②の症例のように脱水を伴う低ナトリウム血症であれば，過剰補正の可能性が高くなる．その際，尿電解質を診ることで治療強度を決定する必要がある．すなわち，尿中Na＋Kの低い尿が多量に出ているときは過剰補正を念頭に置く．一方，尿中Na＋Kが血清ナトリウム濃度を超えているときは過小補正を念頭に置き，補正を検討する．

本症例では尿中Na＋K 182 mEq/Lと高値であり，生理食塩水による補正でも低ナトリウム血

症が進行する可能性があるため3％NaCl溶液による補正が必須である．

> ●ワンポイントアドバイス
> **血清尿酸値と尿比重からSIADHの可能性をさぐる**
> 夜間休日には尿電解質を検査できない施設も多い．その際には血清尿酸値が参考になると思われる．細胞外液量減少時，腎血流量の低下に伴い，近位尿細管において尿酸の再吸収が起こり血清尿酸値は上昇する．また，**第4章2**でも述べた通り，細胞外液量が増加している低ナトリウム血症でも有効循環血量低下に伴うADH（抗利尿ホルモン）分泌が本態であり，腎血流が低下している．そのため同様に尿酸の再吸収が亢進し，血清尿酸値上昇が起こる．
> 一方，SIADH（抗利尿ホルモン分泌異常症候群）においてはADHの直接的な尿酸排泄作用もあり，通常尿酸値は4 mg/dL以下となる．この場合，心因性多飲との鑑別が必要になるが，尿比重で鑑別可能である．当然ながら心因性多飲では尿比重は極端に低くなる．したがって，尿酸値が低く尿比重が比較的高い場合SIADHの可能性が高くなり，尿中Na＋Kが高値である可能性が高い．本症例も血清尿酸値が低く尿比重が高いことから，尿中電解質を診なくてもSIADHである可能性が高いと判断できる．

3. 本症例への対応

　本症例では，重症症候性低ナトリウム血症であり，3％NaCl溶液で補正を開始した．また，前述の通り，尿電解質の検査結果が出る前に，低尿酸血症および尿比重からSIADHの可能性が高いと判断した．3％NaCl溶液を用い100 mL/時で開始したところ，1時間後はNa濃度104 mEq/Lと上昇せず，200 mL/時へ増量したところ次の1時間で107 mEq/Lまで上昇を得た．

　以後，緩徐なNa濃度上昇をめざしたが，尿電解質の結果から生理食塩水でもナトリウム濃度低下が懸念されたため，Na濃度230 mEq/Lの溶液を使用し，2時間おきにNa濃度をみながら補正した．最終的に9 mEq/日の補正に抑え，翌日には意識レベル改善が得られた．以後緩徐に補正し，ODS（浸透圧性脱髄症候群）を起こすことなく補正できた．

過剰補正された低ナトリウム血症の症例

> **症例2**
> 　83歳女性．高血圧，糖尿病，うっ血性心不全，慢性腎臓病の既往あり通院中．もともと低ナトリウム血症を認め，Na濃度130 mEq/L前後で推移している．入院2週間前から倦怠感を訴え，嘔吐も認めたため当院受診したところ，Na濃度114 mEq/Lと著明な低ナトリウム血症を認めたため入院となった．入院後生理食塩水500 mL点滴され，悪心・嘔吐などの症状は消失したものの，10時間で9 mEq/LのNa濃度上昇を認めていたためコンサルトとなった．

血圧150/54 mmHg, 脈拍66回/分, 頸静脈怒張なし, 下腿浮腫を軽度認める.
コンサルト時検査所見：赤血球258万/μL, Hb 8.3 g/dL, Ht 23.0 %, 白血球4,900/μL, 血小板17.2万/μL, 総タンパク6.3 g/dL, アルブミン3.3 g/dL, 尿素窒素11 mg/dL, クレアチニン0.84 mg/dL, eGFR 48.8 mL/min/1.73 m², Na 123 mEq/L, K 4.3 mEq/L, Cl 95 mEq/L, 尿比重1.003, 尿中Na 32 mEq/L, 尿中K 4 mEq/L, 尿中Cl 31 mEq/L, 尿中クレアチニン10 mg/dL

1. 緊急性があると判断した理由

　本症例はコンサルト時には悪心・嘔吐などの症状消失しており，低ナトリウム血症自体の緊急性はないが，急激にナトリウム濃度が補正された症例である．**第4章2**の通り，低ナトリウム血症の過剰補正はODSを発症する可能性があり，緊急で過剰補正を是正する必要がある．

2. 本症例の診かた・考え方

　本症例は，浮腫があることから細胞外液量は増加しているが，尿比重は非常に低値である．一方で尿中Na濃度は32 mEq/Lと，多飲のみでも説明つかない．おそらく，心不全に伴う血管内脱水に加え，慢性腎臓病による尿希釈・濃縮障害，嘔吐によるADH分泌刺激，相対的な水分摂取過剰など，さまざまな要因がかかわっていると思われる．低ナトリウム血症を補正するうえで原因検索は重要であるが，臨床上このように原因を1つに絞り切れないことも多く，その場合でも治療をしていかなければならない．本症例では，少なくとも尿比重は低く，尿中Na＋Kも血清浸透圧より著明に低いので，自然に補正されることを予想しておかなければならない．入院後漫然と生理食塩水が入ってしまい，Na濃度のフォローがされていなかったことが過剰補正につながっている．コンサルト時にはさらに時間が経過しており，コンサルト直後に採取した血液検査では，Na濃度126 mEq/Lまで上昇しており，16時間で12 mEq/Lの上昇となっている．過剰補正した場合，Na濃度を再度低下させることでODSのリスクを低減することができることが報告されている．したがって過剰補正した場合，必ず再度ナトリウム濃度を低下させる必要がある．

3. 本症例への対応

　本症例では，コンサルト時点で生理食塩水は中止とし，5％ブドウ糖液40 mL/時で開始した．しかし変更2時間後血液検査ではNa濃度127 mEq/Lとなっており，さらなる上昇を認めた．保険適用外使用ではあるが，本人・家族へ十分なインフォームドコンセントを行い，バソプレシン（ピトレシン®）1μg皮下注し，5％ブドウ糖40 mL/時で継続したところ，補正開始から24時間目の血液検査ではNa濃度125 mEq/Lと，11 mEq/L/日の上昇でとどめることができた．その後もピトレシン®と5％ブドウ糖液を適宜併用しながら緩徐な補正を行い，48時間で14 mEq/L，72時間で18 mEq/Lの上昇で抑え，ODSを発症することなく退院となった．

第5章 症例から学ぶ電解質異常の診かた・考え方・動き方

1. 緊急性がある症例にどう対処する？
③ 透析患者の高カリウム血症の症例

今井直彦

> **症例**
> 65歳の女性．高血圧症の既往があり，腎硬化症による末期腎不全にて維持血液透析を数年前に開始していた．週3回の血液透析を施行しており，本日も透析日であり外来透析施設に来院した．今朝よりふらつきを自覚していた．なお，ここ数日スイカをたくさん食べてしまっていたとのこと．
> 体温36.5℃．血圧110/60 mmHg．脈拍35回/分．眼球結膜に貧血なし．頸静脈の怒張なし．心音整．呼吸音正常．腹部は平坦，軟で，肝・脾を触知しない．下腿浮腫なし．
> 検査所見：白血球 7,500/μL，赤血球 370万/μL，Hb 11.0 g/dL，Ht 34 %，血小板 30万/μL．総タンパク 6.5 g/dL，アルブミン 3.5 g/dL，尿素窒素 75 mg/dL，クレアチニン 8.0 mg/dL，Na 140 mEq/L，K 8.0 mEq/L，Cl 110 mEq/L．
> 心電図：房室接合部調律

1. 緊急性があると判断した理由

維持血液透析患者に認めた著明な高カリウム血症である．自覚症状としてふらつきを認め，徐脈が原因と考えられる．心電図変化を伴う高カリウム血症を認めており，緊急性があると考える．

2. 本症例の診かた・考え方

維持血液透析患者において著明な高カリウム血症により徐脈を認めた症例である．高カリウム血症による心電図変化は多彩であり，有名なテント状T波に限られない．**洞停止，房室接合部調律による徐脈を診た際にも高カリウム血症を必ず除外する必要がある**．

緊急透析が必要であり，すぐに透析を開始できないのであれば徐脈に対して**一時的ペースメーカーの挿入も必要となる**．血液透析のアクセスがない場合や，透析の準備がされていない場合には透析開始までに最低でも1時間はかかる．このため著明な高カリウム血症では透析が開始されるまでの間にグルコン酸カルシウムの静注およびグルコース・インスリン療法の開始が必須となる．

腎機能が正常であれば例え1日に400 mEqのKを摂取しても腎臓からのK排泄が亢進するため，致死的な高カリウム血症とはならない[1]．しかし腎機能が正常でない慢性腎臓病患者においては腎臓からのK排泄が低下するため，K摂取量には細心の注意が必要となる．1回の血液透析

表　カリウムが多く含まれる食品

いも類		豆類・種実類		果実類		野菜類		魚・肉類	
さといも	640	アーモンド	770	アボカド	720	ほうれん草	690	真鯛	440
やまといも	590	落花生（いり）	770	バナナ	360	小松菜	500	鰹	430
さつまいも	480	納豆	660	メロン	350	たけのこ（ゆで）	470	豚ひれ肉	430
ながいも	430	大豆（ゆで）	530	キウイフルーツ	290	かぼちゃ	450	紅鮭	380

可食部100 gあたりに含まれるカリウム量　単位：mg
「日本食品標準成分表2015年版（七訂）」（文部科学省）（http://www.mext.go.jp/a_menu/syokuhinseibun/1365297.htm）を参考に作成

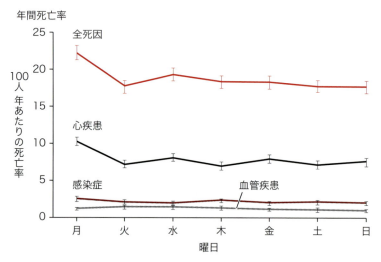

図　血液透析患者の曜日別死亡率（月水金透析の場合）
文献3より引用

（4時間）で除去できるKは約100 mEqとされており，無尿の場合はいかにK制限が不可欠となるかがわかる[2]．なお，K含有量の多い食品として果物や野菜などがよく知られているが，乾物，豆，芋などもK含有量が多いことを見落としてはいけない（表）[3]．またポテトチップス1袋（80 g）はバナナ2本分，約18 mEqのKを含有している．

●ワンポイントアドバイス

血液透析患者は週初めが危険日

血液透析患者は週3回透析を受けており，その曜日はほとんどの場合，月水金か火木土のいずれかである．週末明けの月曜日と火曜日は間隔が最も長くなる．このため血液透析患者では心血管疾患を含めた死亡率が週初めに最も高いことが知られている（図）[4]．

3. 本症例への対応

　本症例は維持血液透析患者であり血液透析のアクセスがあること，そして本日が透析予定日であり，透析の準備がされていたことからすみやかに透析を開始することができた．またグルコン酸カルシウムの静注も施行した．透析開始2時間後の採血にて血清K値は5.5 mEq/Lにまで低下していることが確認された．また心電図も洞調律に回復した．

> ●処方例
> 　グルコン酸カルシウム（カルチコール）1A　10 mLを3分で静注

文献・参考文献

1) Ellison DH, et al：Potassium and Its Discontents：New Insight, New Treatments. J Am Soc Nephrol, 27：981-989, 2016
2) Blumberg A, et al：Plasma potassium in patients with terminal renal failure during and after haemodialysis；relationship with dialytic potassium removal and total body potassium. Nephrol Dial Transplant, 12：1629-1634, 1997
3) 「日本食品標準成分表2015年版（七訂）」（文部科学省）：http://www.mext.go.jp/a_menu/syokuhinseibun/1365297.htm
4) Foley RN, et al：Long interdialytic interval and mortality among patients receiving hemodialysis. N Engl J Med, 365：1099-1107, 2011

第5章 症例から学ぶ電解質異常の診かた・考え方・動き方

1. 緊急性がある症例にどう対処する？
④ 高齢者と高血圧患者の低カリウム血症の症例

加藤規利

心臓手術後で多数の内服薬がある低カリウム血症の症例

症例1

88歳の男性．慢性心房細動，大動脈弁狭窄症による弁置換，およびCABG術後にて心臓外科，また高血圧，腎硬化症に伴うCKD stage 3にて腎臓内科通院中であった．2週間前に体重増加，軽度下腿浮腫にて心臓外科でトリクロルメチアジド2 mgが追加処方された．元来おおむね自立した生活を送っていたが，今回腎臓内科定期受診時に自力では歩けず，家族に付き添われて来院．嘔吐，下痢などの消化管症状はないとのことであった．

身長166 cm，体重93 kg，血圧158/90 mmHg，脈拍69回/分・不整，体温36.4℃，眼瞼結膜に貧血なし，眼球結膜に黄疸なし，心音 収縮期駆出性雑音あり，呼吸音正常，腹部平坦，軟，下腿に軽度浮腫あり

検査所見：WBC 5,300/μL，RBC 483万/μL，Hb 14.1 g/dL，Plt 15.60万/μL，CRP 0.52 mg/dL，TP 6.3 g/dL，Alb 3.1 g/dL，AST 19 IU/L，ALT 10 IU/L，LDH 210 IU/L，Na 145 mEq/L，K 2.2 mEq/L，Cl 92 mEq/L，Ca 8.9 mg/dL，Mg 2.4 mg/dL，BUN 38.5 mg/dL，Cr 2.18 mg/dL（通常はCr 1台の前半），PG 113 mg/dL

血液ガス分析：pH 7.535，PCO_2 56.5 Torr，PO_2 48.8 Torr，HCO_3^- 47.8 mmol/L

検尿：pH 7.0，タンパク（3＋），糖（－），潜血（－），沈渣異常なし，随時尿中K 25 mEq/L，随時尿中Cr 52.3 mg/dL

心電図：心房細動

内服薬：ワルファリンカリウム 1回2.5 mg 1日1回朝，オルメサルタン 1回10 mg 1日1回朝，フェブキソスタット 1回10 mg 1日1回朝，アゾセミド 1回60 mg 1日1回朝，フロセミド 1回40 mg 1日2回朝昼，トリクロルメチアジド 1回2 mg 1日1回朝

1. 緊急性があると判断した理由

高齢者であり，血清K値も著しく低い．自力で動けないということから，低Kによる筋力低下も疑われ，進行した場合呼吸筋麻痺も危惧される．緊急入院とし，治療を開始した．

2. 本症例の診かた・考え方

　もともと2種類のループ利尿薬を内服していたうえに，サイアザイド利尿薬が追加となり，ヘンレループ上行脚だけでなく，遠位尿細管においてもK再吸収を阻害されたことで，低カリウム血症に陥ったと考えた．ループ利尿薬とサイアザイド利尿薬は作用点が異なるため，比較的腎機能の悪化した患者においても，併用にて大きな利尿効果が得られることがあるが，こういった電解質異常には注意が必要である．本症例は著明な代謝性アルカローシスを伴う低カリウム血症であるといった印象をもったが，まずは3つの利尿薬を中止し，KClを補い経過観察とした．

　尿中K排泄は，蓄尿で1日量を測定して評価するが，蓄尿を待てない場合は随時尿でK排泄分画〔FEK＝（尿中K濃度/血清K濃度）/（尿中Cr濃度/血清Cr濃度）×100〕を計算する．これは腎機能に影響を受けるため注意が必要であるが，通常は10〜20％程度に収まる．本症例では47.3％と高値を示しており，腎臓からのK排泄が低カリウム血症の原因と考えられた．

3. 本症例への対応

　利尿薬は中止したうえで，点滴によるKCl補充に加え，内服でKCl 2,400 mg/日を開始した．第4病日にK 3.1 mEq/Lとなったが，尿中K 30 mEq/L，K排泄率17.2と低カリウム血症の程度に比して依然高値であった．また前日の第3病日にはK 3.2 mEq/Lであり，わずか0.1 mEq/Lではあるが，原因をとり除きKを補充しているにもかかわらずK値が低下する理由がわからなかった．そこで再度病歴を詳しく聴取したところ，1カ月前から入院日まで，風邪の予防に麦門冬湯，桂枝湯と2剤の漢方薬を内服していたとのことであった．これは両者とも甘草を含む薬剤である．腎機能低下を認めるものの，K低値であったため，スピロノラクトンを開始したところ，2日後にはK 4 mEq/L台に上昇し，以降も安定した．現在はフロセミドと，トルバプタンにて心不全管理を継続している．

> ●処方例
> 塩化カリウム（スローケー®）　1回1,200 mg　1日2回朝夕

> ●診断
> **偽性アルドステロン症（甘草による）**

　当初利尿薬追加による低カリウム血症と考えたが，利尿薬中止後もKの高排泄率が続くため，ほかの要因がないか疑った．甘草の主成分であるグリチルリチンは，中止したあともK排泄率の高値が遷延する傾向がある．低カリウム血症の機序に関しては，**第4章4の項，および図1**を参照されたい．

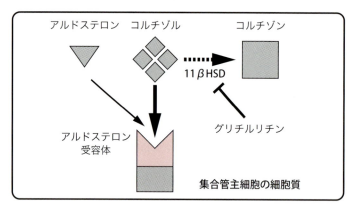

図1 グリチルリチンによるコルチゾルのコルチゾンへの変換阻害

高血圧患者の低カリウム血症の症例

症例2

42歳の男性．36歳の頃から高血圧を指摘され，近医で4剤もの降圧薬の投与を受けていた．今回健康診断にて，心電図異常を指摘され紹介受診となった．

身長179 cm，体重91 kg，血圧158/90 mmHg，脈拍48回/分・整，体温36.4℃，眼瞼結膜に貧血なし，眼球結膜に黄疸なし，甲状腺腫大なし，心雑音なし，呼吸音正常，腹部平坦，軟，下腿浮腫なし

検査所見：WBC 5,800/μL，RBC 454万/μL，Hb 14.2 g/dL，Plt 23.6万/μL，CRP 0.2 mg/dL，TP 7.4 g/dL，T-Bil 3.0 mg/dL，AST 29 IU/L，ALT 30 IU/L，LDH 241 IU/L，ALP 169 IU/L，Na 145 mEq/L，K 1.9 mEq/L，Cl 94 mEq/L，Ca 9.8 mg/dL，BUN 19 mg/dL，Cr 1.0 mg/dL，FPG 88 mg/dL

血液ガス分析：pH 7.485，PCO_2 53.2 Torr，PO_2 63.5 Torr，HCO_3^- 39.2 mmol/L，血漿レニン活性（PRA）0.2 ng/mL/時，血漿アルドステロン濃度（PAC）44.9 ng/dL，コルチゾール 13.2 μg/dL

検尿：pH7.0，タンパク（＋/－），糖（－），潜血（－），沈渣異常なし，尿量 3,291 mL/日，尿中K 92 mEq/日

心電図：QT延長，ST-T異常，心拍83回/分（図2）

1. 緊急性があると判断した理由

低カリウム血症の原因が何であれ，血清K値が1.9 mEq/Lと著しく低く，心電図異常も認めたことから，急変のリスクもあると判断し緊急入院として心電図モニター管理とした．

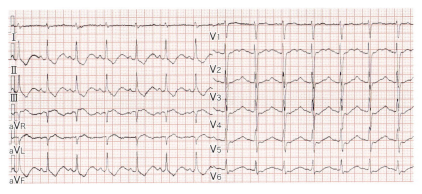

図2　心電図所見

2. 本症例の診かた・考え方

　本来細胞内に豊富にあるKが，アルカレミアの存在下で細胞外（採血結果）でも2.0 mEq/Lを切るまで低値となるということは，体内からかなりのK喪失が想定され，何らかの低Kを維持するシステムが存在するはずである．

　データより低Kにもかかわらず，尿中K排泄が亢進（尿K≧20 mEq/日，第4章4参照）しており，高血圧，代謝性アルカローシスと重なればアルドステロン症を疑うことは容易であろう．

3. 本症例への対応

　慢性的な低Kがあったものと思われたが，心電図変化も出ており，低Kの原因検索に先立ち，まずは緊急的なKの補充が必要である．Kの補正の基本は内服薬であるが，今回は早急に補正を行いたかったため40 mEq/時と最大の速度でKClの補充を行った．注意点として初期の補液では，ブドウ糖を含まない輸液製剤を用いる．これはブドウ糖がインスリン分泌刺激となり，逆に低Kを助長するためである．またアスパラギン酸カリウムはアルカリであるため，用いない．

　本症例では腹部CTにて，左副腎に長径2.8 cmのmassが指摘された．検査所見のごとく，PRA低値かつPAC高値を示し原発性アルドステロン症が鑑別にあがった．立位負荷試験にてPRAに変動なく，シンチグラフィーにおいても取り込みに左右差あり，腺腫が疑われた．外科にて精査を進め，手術適応ありと判断され腹腔鏡下副腎摘出術を受けた．

●診断
原発性アルドステロン症

Advanced Lecture

■ 初診で未治療の高血圧患者に出会ったら，必ず二次性高血圧の検索を行う

　全高血圧患者に占める，原発性アルドステロン症の頻度は，以前考えられていたよりも高く，

報告によって差異はあるものの3〜10％といわれる[1]．原発性アルドステロン症の一次スクリーニングとしては，安静臥位での採血でPAC/PRA比が200以上の場合，その後の精査を進める対象とされているため，高血圧診療の初診時に測定しておきたい．

原発性アルドステロン症においては，本態性高血圧よりも心房細動，心肥大，冠動脈疾患，脳卒中，腎障害などの心血管合併症の頻度が高いといわれている．これはアルドステロンが単に電解質や血圧の調節をしているだけでなく，直接的な臓器障害にも関与しているからである[2]．早期に原発性アルドステロン症を診断することができ，手術的な根治が望めた場合は，その後終生内服降圧薬の減量もしくは中止することが可能なだけでなく，将来合併しうる重篤な心血管イベントの抑制につながると考えられている．

2 QT延長の見方

QT延長は心室細動を引き起こす可能性があり注意が必要だが，低K，低Ca，低Mgはすべて，QT延長を引き起こす可能性のある電解質異常である．QT時間の正常値は心拍数にも影響を受けるが，一般的に0.36〜0.44秒でそれ以上がQT延長となる．ただし心電図の図3に示すように，QT時間がRR間隔の半分を超える場合に，QT延長を疑うようにしたい．

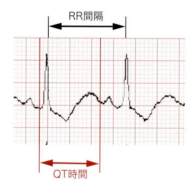

図3　QT時間がRR間隔の半分を超える場合にQT延長を疑う

文献・参考文献

1) Omura M, et al：Prospective study on the prevalence of secondary hypertension among hypertensive patients visiting a general outpatient clinic in Japan. Hypertens Res, 27：193-202, 2004
2) Nishiyama A, et al：Possible contributions of reactive oxygen species and mitogen-activated protein kinase to renal injury in aldosterone/salt-induced hypertensive rats. Hypertension, 43：841-848, 2004

第5章 症例から学ぶ電解質異常の診かた・考え方・動き方

1. 緊急性がある症例にどう対処する？

⑤ 悪性腫瘍に伴う高カルシウム血症の症例

駒場大峰

> **症例**
> 73歳．女性．乳癌（stage IV）で入院中．積極的な治療を希望されず，在宅緩和ケアの方針で近日退院の予定であった．しかし数日前から活気がなくなり，経口摂取も徐々に低下．家族の呼びかけに対する応答も鈍くなった．
> 意識レベルJCS Ⅱ-10．血圧 92/54 mmHg，脈拍 106回/分，体温 37.3℃，口腔内乾燥あり，ツルゴール低下あり，両下肢に筋萎縮あり．骨転移はこれまで指摘されていない．
> 検査所見：Alb 2.9 mg/dL，BUN 36 mg/dL，Cr 1.5 mg/dL，UA 6.4 mg/dL，ALP 286 IU/L，Na 131 mEq/L，K 3.5 mEq/L，Cl 95 mEq/L，Ca 13.4 mg/dL，P 2.7 mg/dL，インタクトPTH 7 pg/mL，PTHrP 11.8 pmol/L，尿中Ca/Cr 0.41 mg/gCr，FECa 4.4 %．

1. 緊急性があると判断した理由

　血清Ca濃度12 mg/dL以上かつ症候性，進行性の高カルシウム血症であり，すみやかな是正を要する状況と判断される．高カルシウム血症に伴う尿の濃縮障害，飲水不足のため，循環血漿量の低下を伴っており，これが高カルシウム血症をさらに悪化させる悪循環に陥っている．

2. 本症例の診かた・考え方

　進行性の悪性腫瘍を背景に生じた高カルシウム血症の症例である．悪性腫瘍に伴う高カルシウム血症は，PTH関連タンパク（PTHrP）によるHHM（humoral hypercalcemia of malignancy）と，骨への直接浸潤によるLOH（local osteolytic hypercalcemia）に分けられる．HHMは肺癌，乳癌，腎癌，子宮癌による頻度が高く，LOHは多発性骨髄腫や乳癌，前立腺癌による頻度が高い．本症例では，進行乳癌を背景にPTHrPが高値を示す一方，骨転移は指摘されていないことから，HHMの可能性が第一に考えられる．

　高カルシウム血症の病態には，脱水と腎機能障害が悪化因子として関与する場合が多い．本症例のようにPTHrPの作用により骨吸収（骨から血中へのCa放出）が増加しても，これに見合ったCaが排泄されれば高カルシウム血症は生じない．しかし，高齢者や悪性腫瘍をもつ患者では，もともと脱水や腎機能障害をもっていることが多いため，尿中にCaがスムーズに排泄されず，高カルシウム血症が進行しやすい．高カルシウム血症はADH作用不全による多尿をきたし，同時

に腎血管収縮や尿細管障害を引き起こすため，脱水と腎機能障害がさらに進行する．これが悪循環となると，急速に高カルシウム血症と腎機能障害が進行する．本症例においても，高カルシウム血症が顕性化するまで経口摂取不良の時期があり，これに伴う脱水や腎機能障害が高カルシウム血症の悪化に関与したものと考えられる．

3. 本症例への対応

　症候性の高カルシウム血症，および循環血漿量の低下に対し，生理食塩液の点滴静注を開始した．あわせてエルカトニン（エルシトニン®）の投与も行った．循環血漿量の低下を認めることから，フロセミドの併用は行わないこととした．脱水所見の改善とともに尿量の増加が認められ，精査の結果，高カルシウム血症の原因はPTHrPによるHHMと考えられたことから，ゾレドロン酸（ゾメタ®）の点滴静注を開始した（処方例の詳細は**第4章5**参照）．以上の治療が奏功し，血清Ca濃度9.7 mg/dLまで低下し，意識障害の改善が得られた．腎機能もCr 1.1 mg/dLまで改善した．在宅緩和ケアが可能な状態となり，退院となった．

Advanced Lecture

■ 抗RANKL抗体 デノスマブ：新たな治療オプション

　破骨細胞活性化の中心的な役割を担うRANKL（receptor activator of nuclear factor-κB ligand）に対するヒト型モノクローナル抗体であるデノスマブ（ランマーク®）も，悪性腫瘍に伴う高カルシウム血症での有効性が報告されている．ビスホスホネートは急性尿細管壊死を引き起こす可能性があることから投与量，投与速度に注意を要するが，デノスマブはビスホスホネートと比較し腎障害のリスクは低いとされる．

第5章　症例から学ぶ電解質異常の診かた・考え方・動き方

1. 緊急性がある症例にどう対処する？

⑥ 甲状腺摘出後の低カルシウム血症の症例

河原崎宏雄

> **症例**
> 75歳女性．約1カ月前に長男宅に引っ越して同居を始めた．約1週前から少しずつ活気がなくなっていくのを長男は感じていたが，住み慣れない環境に移動したことによる軽い抑うつだと思って様子を見ていた．徐々に運動量が減り，手足のしびれや痙攣を訴えるようになり，記憶力や言動もおかしくなってきたため救急外来を受診した．待合室で待っている間に全身性の硬直性痙攣が出現し緊急対応．引っ越し前に処方されていた薬は数種類あったようだが詳細不明．10年以上前に甲状腺がんで甲状腺全摘出していることを家族から聴取できた．
> 　血圧110/60 mmHg．脈拍70回/分．呼吸数35回/分．SpO₂ 99％（室内気）．体温35.4℃．
> 　JCS Ⅱ-10，全身性硬直，四肢伸展位．眼球偏位なし．前頸部に横断する術創あり．心音，呼吸音ともに異常なし．腹部は平坦，軟．
> 検査所見：赤血球450万/μL，Hb 12.0 g/dL，Ht 35％，白血球4,000/μL，血小板25万/μL，総タンパク7.3 g/dL，アルブミン3.8 g/dL，尿素窒素25 mg/dL，クレアチニン0.8 mg/dL，Na 130 mEq/dL，K 3.5 mEq/dL，Cl 110 mEq/dL，Ca 6.8 mg/dL，P 3.4 mEq/dL
> 動脈血ガス：pH 7.6，PaO₂ 160 Torr，HCO₃ 18 mEq/L，PaCO₂ 19 Torr，TSH 24.0 μIU/mL，fT 40.10 pg/mL

1. 緊急性があると判断した理由

　意識障害，全身性痙攣，四肢硬直を起こし，心電図でもQT延長を認めており，低カルシウム血症の所見が多数現れている．

2. 本症例の診かた，考え方

　救急外来では重積痙攣と判断し，ジアゼパム（セルシン®）10 mgを2回ほどくり返して投与して，挿管による全身鎮静を準備していた．しかし甲状腺全摘出されていることから，甲状腺機能低下に合わせて，副甲状腺機能低下もあることが十分予測された．また来院時は頻呼吸になっていることからも，低カルシウム血症に加えて呼吸性アルカローシスによる低イオン化カルシウ

ム血症の助長も存在すると考えられた．実際に血液ガスのイオン化カルシウムは2.3 mg/dLと著明低値を示していた．環境の変化に伴う内服薬の中断はときどき遭遇することがあり，本症例では，環境の変化に伴う抑うつという比較的こちらもよく遭遇する高齢者の症状にマスクされてしまって早期発見を困難にした．甲状腺摘出後の術創があったこと，軽度の頻呼吸に伴う両手の硬直に収まらず，四肢硬直にまで進展していることから，高度低カルシウム血症は疑う必要がある症例である．甲状腺機能低下症で意識障害はあっても，四肢硬直は通常みられない．

3. 本症例への対応

早急に末梢からカルシウムの点滴静注（カルチコール1A＋生理食塩水100 mL）を開始して，四肢硬直が改善するまでくり返し継続した．同時に集中治療室に搬送し，各種モニターを装着のうえ，致死的不整脈（QT延長に続くVTなど）や呼吸不全（喉頭痙攣，気管支痙攣など）に備えて，頻回に血清カルシウム値，イオン化カルシウムを測定した．幸いカルシウム補充をくり返すうちに痙攣や意識状態は安定して，翌日からは内服によるカルシウム補充，ビタミンD補充に切り替えてみたが低カルシウム血症の悪化を認めたため，数日点滴静注と経口薬の併用をした．同時に甲状腺ホルモン（チラーヂン®）も少量（0.125μg）から経口補充を再開した．

Advanced Lecture

■ hungry bone 症候群

甲状腺摘出後の副甲状腺機能低下の程度は甲状腺摘出の術式（全摘出，亜全摘出）によっても変わるが，一過性であることが多い．本症例は甲状腺全摘出に伴って，副甲状腺もすべて摘出したと思われる．副甲状腺機能亢進状態での副甲状腺摘出に伴う，急激な副甲状腺ホルモン低下による骨へのミネラル流入の結果，低カルシウム血症と低リン血症を発症しアルカリホスファターゼALPが上昇する現象はhungry bone（飢餓骨）症候群と呼ばれる．原発性よりは慢性腎臓病による2次性副甲状腺機能亢進の副甲状腺摘出後にみられることが多く，高齢（60歳以上），線維性骨炎などのX線所見，ALP高値，インタクト（intact）PTH高値などが術前のリスク因子と指摘されている[1]．

文献・参考文献

1) Jain N & Reilly RF：Hungry bone syndrome. Curr Opin Nephrol Hypertens, 26：250-255, 2017

第5章 症例から学ぶ電解質異常の診かた・考え方・動き方

1. 緊急性がある症例にどう対処する？

⑦ 造血器腫瘍治療中に発生した高リン血症の症例

谷澤雅彦

> **症例**
> 76歳男性．不明熱，体重減少，表在リンパ節腫脹，黒色便精査にて，胃原発のびまん性大細胞型B細胞性リンパ腫（DLBCL）の診断を受け，化学療法目的で入院となった．
> 入院時現症：血圧 124/68 mmHg，脈拍：68回/分 整，SpO₂ 97 %（room air）
> 眼瞼結膜貧血様，眼球結膜黄染なし，心雑音なし，呼吸音清，腹部所見に特記すべき所見はなし，腋窩や鼠径リンパ節を触知する．
> 検査所見：Hb 10.5 g/dL，Hct 30.8 %，ALB 3.2 g/dL，LDH 652 IU/L（正常値 120〜242 IU/L），Cr 1.23 mg/dL（eGFR 44.6 mL/分/1.73 m²），BUN 30.5 mg/dL，UA 7.6 mg/dL，Na 138 mEq/L，K 4.3 mEq/L，Cl 102 mEq/L，Ca 8.5 mg/dL（未補正），P 3.8 mg/dL，CRP 3.82 mg/dL，IL-2R 6,210 U/mL
> 画像検査：胸腹部CTでは，全身のリンパ節腫脹を認めるが，リンパ節含め10 cmを超える腫瘤性病変は認めない
> 治療はR-CHOP療法と放射線療法を行う方針であり，入院翌日からリツキシマブを投与，翌々日からドキソルビシン，ビンクリスチン，シクロホスファミドの投与およびステロイドの内服が開始となった．入院から5日目には食欲不振，倦怠感を訴え，採血でCr 2.6 mg/dL，K 6.2 mEq/L，UA 14.6 mg/dL，P 10.8 mg/dL，補正Ca 7.8 mg/dLであった．

1. 緊急性があると判断した理由

本症例は造血器腫瘍治療中に発生した高リン血症，高尿酸血症，急性腎障害を認め，腫瘍崩壊症候群でありoncologic emergencyの1つである．特に高カリウム血症や低カルシウム血症に伴う不整脈，痙攣などにより致死的になりうる病態である．早急な対応が求められる．

2. 本症例の診かた・考え方

腫瘍崩壊症候群（tumor lysis syndrome：TLS）はoncologic emergencyであるために，リスクの同定とTLSの診断と予防とが重要である．腫瘍崩壊症候群は腫瘍細胞の自然崩壊または化学療法による崩壊で細胞内からカリウム，リン，核酸，サイトカインが放出される病態である．

表1　TLSのリスク

	危険因子
腫瘍のタイプ	Burkittリンパ腫
	リンパ芽球性リンパ腫
	びまん性大細胞性リンパ腫
	急性リンパ芽球性白血病
	増殖性が高い・治療反応性がよい固形癌
腫瘍の大きさ，程度	巨大腫瘤病変＞10 cm
	LDHが基準値上限2倍以上
	白血球上昇（25,000 μ/L以上）
腎機能	腎機能障害
	乏尿
尿酸値	7.5 mg/dL以上
効率的な腫瘍縮小治療	疾患特異的治療，腫瘍型によって異なる

LDH：lactate dehydrogenase
文献1より引用

表2　検査学的TLSの診断

治療開始前3日以内あるいは開始後7日までに以下の4項目中2項目以上を満たすものを指す
①高尿酸血症＞8.0 mg/dL
②高リン血症＞4.5 mg/dL
③高カリウム血症＞6.0 mEq/L
④補正低カルシウム血症＜7.0 mg/dL

■ TLSのリスク，診断，予防

　TLSのリスクは表1に示す通りである．TLSの診断は検査学的TLS（laboratory TLS）と臨床的TLS（clinical TLS）に分かれる．検査学的TLSは治療開始前3日以内あるいは開始後7日までに表2の4項目中2項目以上を満たすものを指す．臨床的TLSは検査学的TLSに急性腎障害，不整脈，痙攣，死亡を伴うものを指す．そして，TLSの予防はリスクの程度によって異なる（図）．

3. 本症例への対応

　本症例は，びまん性大細胞性リンパ腫，LDHが基準値2倍以上，尿酸値＞7.5 mg/dLであり，中間から高リスクと判断して，R-CHOP療法開始前から十分な補液や尿酸降下薬の使用が望まれた．臨床的TLSを発症してからは，場合によってはICUに準じた環境で治療を行い，大量補液を継続するが，急性腎障害を併発している場合には尿量減少から体液過剰となるリスクもあるために慎重に対応する．尿酸上昇が止まらない場合はラスブリカーゼを投与する．カリウムの管理が困難な場合や急性腎障害が進行し透析の適応があれば血液透析を開始する．

リスク	対応
低リスク	・通常量の補液 ・高尿酸血症に対する予防投与は不要 ・1日1回のモニタリング（尿酸，K，P，Ca，LDH，クレアチニン）
中間リスク	・大量補液（2,500〜3,000 mL/m^2/日） ・フェブキソスタットもしくはアロプリノール ・ラスブリカーゼ投与（上記にても尿酸が増加する場合） ・8〜12時間ごとのモニタリング（尿酸，K，P，Ca，LDH，クレアチニン）
高リスク	・ICUもしくはそれに準ずる環境での治療 ・大量補液（2,500〜3,000 mL/m^2/日） ・ラスブリカーゼ投与 ・4〜6時間ごとのモニタリング（尿酸，K，P，Ca，LDH，クレアチニン）

TLS診療ガイダンスをもとに作成

図　TLSの各リスクにおける予防
文献2より引用

●処方例
ラスブリカーゼ（ラスリテック®）0.2 mg/kgを1日1回　30分以上かけて点滴静注（最大7日間まで）

リンに関してはそれ自体では症状がないために特異的な治療はないが，急性腎障害や低カルシウム血症の原因となるために，高カリウムや急性腎障害と同様に血液透析を考慮する場合もある．

文献・参考文献

1) Coiffier B, et al：Guidelines for the management of pediatric and adult tumor lysis syndrome：an evidence-based review. J Clin Oncol, 26：2767-2778, 2008
2) 桐戸敬太：腫瘍崩壊症候群に対する予防処置のポイント．新薬と臨牀，65：104-110，2016
3) 「腫瘍崩壊症候群（TLS）診療ガイダンス」（日本臨床腫瘍学会/編），金原出版，2013

第5章 症例から学ぶ電解質異常の診かた・考え方・動き方

1. 緊急性がある症例にどう対処する？
⑧ 筋力低下を伴った低リン血症の症例

塚原知樹

> **症例**
>
> 本態性振戦の手術歴，高血圧の既往ある65歳の大酒家男性．筋力低下があり脳外科を受診したところ，低カリウム血症（2.2 mEq/L，ベースは3.9 mEq/L）であったため入院した．カリウムの経口・静注（糖液に溶解）補充してもK 1.8 mEq/Lに悪化したため，腎臓内科コンサルト．
>
> 　血圧135/85 mmHg，脈拍70回/分，体温36.4℃．意識清明．頸静脈怒張みられず．肺野清．心音異常なし．腹部軟，圧痛なし．四肢筋力低下あり，両下腿に浮腫あり．
> 　検査所見：WBC 8,680/μL，Hgb 15.4 g/dL，血小板22万/μL．Cr 0.8 mg/dL，BUN 5.5 mg/dL，Na 144 mEq/L，K 1.8 mEq/L，Cl 97 mEq/L，Ca 8.2 mg/dL，Alb 3.0 g/dL．pH 7.56，pCO$_2$ 46.4 mmHg，HCO$_3$ 40.8 mmol/L．AST 32 U/L，ALT 20 U/L，γGTP 120 U/L，ALP 231 U/L，CPK 2,520 IU/L．追加で提出したリンが0.9 mg/dL．

1. 緊急性があると判断した理由

　リン濃度としては重症である．軽度の横紋筋融解を認め，筋力低下は低カリウム血症だけが原因ではないかもしれない．下腿浮腫も，低リン血症による心不全症状をみているのかもしれない．よって，緊急性があると考える．

2. 本症例の診かた・考え方

　まず，本症例のような場合は，低リン血症が確実にあると思ってリン濃度を測り，rule inしなければならない．大酒家の病歴であり，低BUN血症，低アルブミン血症，低カリウム血症も栄養摂取の不足を裏付ける．低カリウム血症自体がリン排泄を増悪させ，また糖液輸液や食事の再開はリンを細胞内にシフトさせ，それぞれ低リン血症を悪化させる（**第4章8**も参照）．横紋筋融解と心不全を伴っている可能性があり，静注リン補充が考慮される．

　具体的な対応については後述するが，ここでほかに考えるべきことが1つある．それは，必要なだけリンを補充しリン値が正常化すれば話は終わりだろうか？ということである．退院してふたたび飲酒すれば再発するかもしれない．患者さんの話を聴くと，本態性振戦を抑えるために飲酒しており，根治的な手術を脳外科で勧められていたが合併症を心配して躊躇していた．今回の

ように生命にかかわるエピソードを経験されたからには，患者さんと脳外科スタッフに，手術についてもう一度検討してもらう必要がある．

3. 本症例への対応

　リン静注について，ここでは，たくさんあるであろううちの1つの考え方を紹介する．本症例ではリン酸ナトリウム 10 mmol/A（リンとして310 mg）を選択した．低カリウム血症の是正とあわせリン酸カリウムを用いる方法もあるが，補充に必要なリンとカリウム量は違うので別々に治療したほうが安全と考えた．

　溶剤は低リン血症を増悪する糖液を避け生理食塩水とし，1アンプルを100 mLに溶解した（輸液負荷にならぬよう少量で）．投与速度は，安全とされている20 mmol/時（リンとして）までを超えない10 mmol/時とした（ICUにおける，さまざまなリン補充レジメンを比較した文献1も参照）．

　連日血液検査を行い，低カルシウム血症や腎障害を認めず，数日でリン濃度は正常化した．高CPK血症，筋力低下，浮腫も改善した．食事摂取も問題なく行えたので補充を終了した．患者さんは禁酒の重要性を理解され，退院後は一切飲酒をされなかった．1カ月後に本態性振戦の手術を受けられ，振戦も軽快した．"Treat the patient, not the numbers."とはよくいったものである．

文献・参考文献

1) Geerse DA, et al : Treatment of hypophosphatemia in the intensive care unit : a review. Crit Care, 14 : R147, 2010

第5章 症例から学ぶ電解質異常の診かた・考え方・動き方

1. 緊急性がある症例にどう対処する？

⑨ 致死的な症状を伴った高マグネシウム血症の症例

上原温子

> **症例**
>
> 86歳の女性．もともとADLは自立していた．糖尿病，大動脈弁置換術後で外来通院中であった．外来のたびに便秘の訴えがあり，酸化マグネシウムの定期内服に加え，そのほかの緩下薬の定期内服，酸化マグネシウムの頓用を追加していた．来院3日前からの便秘症状があり，来院当日より呼吸苦，腹痛，嘔気が出現し，救急搬送となる．
> 体温36.6℃．血圧124/95 mmHg．脈拍63回/分．SpO$_2$ 89％（室内気）．
> 身長156 cm，体重88 kg．
> 　眼球結膜と眼瞼結膜とに異常を認めない．心音に異常を認めない．呼吸音は左右差なし，rhonchiを聴取する．腹部は平坦，軟で，筋性防御，反跳痛は認めない．意識は清明．
>
> 内服薬：
> ・酸化マグネシウム：1回0.5 g　1日3回（朝昼夕食後）
> ・テルミサルタン：1回20 mg　1日1回（朝食後）
> ・ワルファリン：1回2.5 mg　1日1回（夕食後）
> ・フロセミド：1回10 mg　1日1回（朝食後）
> ・センノシド：1回36 mg　1日1回（眠前）
> ・ルビプロストン：1回24 μg　1日2回（朝夕食後）
> ・酸化マグネシウム：1回330 mg　便秘時頓用
> ・テネリグリプチン：1回20 mg　1日1回（朝食後）
>
> 検査所見：赤血球517万/μL，Hb 13.4 g/dL，Ht 44.0％，白血球16,500/μL，血小板29万/μL．総タンパク7.8 g/dL，尿素窒素21.5 mg/dL，クレアチニン1.02 mg/dL（前回と同じ），尿酸4.5 mg/dL，Na 136 mEq/L，K 4.4 mEq/L，Cl 103 mEq/L，Ca 9.7 mg/dL，P 3.6 mg/dL
> 心電図所見：脈拍71回/分，一度房室ブロックを認める．
>
> 　低酸素血症，腹痛の原因精査のため同日入院となったが，入院6時間後に脈拍30台の洞性徐脈となり，同時に血圧が60台まで低下した．意識レベルもE2V2M5と傾眠傾向となったため，気管挿管を行い人工呼吸管理とした．血圧は輸液を行っても改善せず，ドパミン，ノルアドレナリンの使用を行い，血圧100台まで改善したが，脈拍は40回/分と徐脈の改善は乏しかった．

入院8時間後の採血で血清Mg濃度12.1 mg/dLと高マグネシウム血症を認めた．深部腱反射の消失も認めていた．

1. 緊急性があると判断した理由

本症例は高マグネシウム血症に伴うと思われる徐脈，血圧低下，深部腱反射消失，意識障害があり，人工呼吸管理，昇圧薬使用を要した重症例である．致死的な症状が出現しており緊急性があると考える．

2. 本症例の診かた・考え方

高マグネシウム血症は疑わないと血清Mg濃度測定を追加しないことが問題である．本症例でも徐脈ショック，意識障害の原因として，当初**副腎不全**が疑われ，ステロイド投与を行っていた．高マグネシウム血症を認識したのは，入院8時間後であった．また，外来ではこれまで一度も血清Mg濃度は測定されたことがなかった．

3. 本症例への対応

重症の高マグネシウム血症であり，血液透析の準備を待つ間にグルコン酸カルシウム（カルチコール）の投与を行い，持続的血液濾過透析（continuous hemodiafiltration：CHDF）を開始した．翌日には血清Mg濃度6台まで低下し，血圧の改善と，脈拍の上昇を認めた．昇圧薬の中止が可能となり，意識レベルも改善したため，人工呼吸を離脱した．

高マグネシウム血症による血圧低下から急性腎障害を合併し，無尿に至ったため，間欠的血液透析を行ったが，1カ月後には腎機能が回復し，透析は離脱できた．しかし，虚血性腸炎や尿路感染症を合併し，長期臥床による廃用症候群でADLは低下し，長期療養型病院に転院された．

第5章 症例から学ぶ電解質異常の診かた・考え方・動き方

1. 緊急性がある症例にどう対処する？

⑩ アルコール依存の病歴のある低マグネシウム血症の症例

志水英明

> **症例**
> 55歳の男性．以前よりアルコール依存症あり，救急外来に頻回受診歴あり．受診当日，深夜に両手が引き攣れる痛みと前腕の脱力，左下腿のしびれが出現したため救急外来受診．
> 喫煙歴・飲酒歴：タバコ：1箱/日×40年，アルコール：0.5合/日
> 体温 36.9℃．血圧 121/63 mmHg，脈拍 90回/分，呼吸数 16回/分，SpO$_2$：97%，内服薬なし，血圧を測定すると前腕に Trousseau 徴候が出現．腹部は平坦，軟．
> 検査所見：総タンパク 6.8g/dL，Alb 4.1 g/dL，T-Bil 3.0 mg/dL，AST 438 IU/L，ALT 137 IU/L，ALP 349 IU/L，LDH 838 IU/L，CPK 6,895 IU/L，Glu 68 mg/dL，Na 141 mEq/L，K 2.1 mEq/L，Cl 92 mEq/L，BUN 8.4 mEq/L，Cr 0.62 mEq/L，Ca 7.4 mg/dL，Mg 1.0（1.9〜2.5）mg/dL
> ECG：QT延長（来院時）．
> 経過：集中治療室入室後，低カリウム血症に対して塩化カリウムの投与を開始した．血清K値は改善傾向にあったが torsades de pointes となり心室頻拍となった．

1. 緊急性があると判断した理由

痙攣や心室性不整脈（例：torsades de pointes）を伴う場合，緊急性がある．本症例は低カリウム血症もあり集中治療室管理となったが，入室後 torsades de pointes となり無脈性心室頻拍をきたした．

テタニー，低カルシウム血症，不整脈がある場合も準緊急である．低カリウム血症もQT延長を起こすが低マグネシウム血症を伴っていると torsades de pointes をきたしやすい．

2. 本症例の診かた・考え方

本症例は低マグネシウム血症＋低カリウム血症＋低カルシウム血症である．
来院時の症状はテタニーの症状である（低Ca・低Mgで生じる）．本症例では血圧を測定する際にもテタニーいわゆる Trousseau 徴候（収縮期血圧より10 mmHg以上Cuff圧をあげると手根部が痙攣）を呈していた．

血清Mgは時間外に測定できないことが多いので**アルコール多飲の病歴や低カルシウム血症・低カリウム血症**をみたら常に低マグネシウム血症を思い浮かべ，検体を保存する緊急時や症状が

ある場合には腎機能が正常であれば結果が判明する前に治療を開始することも必要である．

> ● ワンポイントアドバイス
> **アルコール依存症患者の突然死に注意**
> アルコール依存症患者が入院したときにはアルコール離脱せん妄，感染症に加えこのような，低マグネシウム血症を考えることが重要である．
> アルコール依存症患者が入院した際には頻回入院歴や態度から注意が払われない恐れがある．しかし，アルコール依存症患者が入院後に原因不明で急変や突然死をきたす[1]ことを経験するため，そのなかにこのような低カリウム血症・低マグネシウム血症不整脈死も隠れていると思われる．

Advanced Lecture

■「硫酸マグネシウム 2 g 投与」実際どれだけ投与すればいいの？

教科書に「2 gの硫酸マグネシウムを投与する」と記載があるが，緊急時に2 gとはどれだけなのか迷うことがある．正しくは「**硫酸Mg水和物 MgSO$_4$・7H$_2$O を 2 g 投与**」である（表）．

表　マグネシウム製剤の種類（静注）

静注製剤	硫酸Mg水和物 (MgSO$_4$・7H$_2$O) 分子量246.47 (g/A)	Mg (mmol/A)	Mg (mEq/A)	Mg (mg/A)
硫酸Mg補正液 (20 mL/A)	2.46	10	20	243
マグネゾール® (1A = 20 mL)	2	8.1	16.2	197
マグセント®注 シリンジ 40 mL	4	16.2	32.4	394
マグセント®注 100 mL	10	40.5	81	984

硫酸水和物 2 gはマグネゾール®では1 A（197mg）の投与となる
文献2より改変して転載

3. 本症例への対応

緊急時の対応を確認（できれば暗記）しておくことが重要である．まず，緊急時には経静脈的に投与する（図）．

```
心室性不整脈                    テタニー・低カルシウム血症や不整脈
（torsades de pointes）

硫酸Mg補正液                    硫酸Mg補正液
0.4～0.8A（8～16 mEq）           2.5 A（50 mEq）
    or                              or
マグネゾール®                    マグネゾール®
0.5～1 A（8.1～16.2 mEq）         3 A（48.6 mEq）
    +                               +
50 mL生食に溶解し15分程          1 L以上の輸液に溶解
度かけて投与                    （リンを含まない）8～24時
                                間程度かけて投与
```

図　緊急時のMg投与
文献2より改変して転載

1 心室性不整脈（torsades de pointes）のとき

●処方例[2]
硫酸Mg補正液 0.4～0.8A（8～16 mEq）もしくは
マグネゾール® 0.5～1 A（8.1～16.2 mEq）
　　　　+
50 mL生理食塩水に溶解し，15分程度かけて投与

2 テタニー・低カルシウム血症や不整脈のとき

●処方例[2]
硫酸Mg補正液 2.5A（50 mEq）もしくは
マグネゾール®　3A（48.6 mEq）
　　　　+
1 L以上の輸液に溶解（リンを含まない）．8～24時間程度かけて投与

なお，マグネゾール®は低マグネシウム血症に保険適用がないので注意が必要である．

●ワンポイントアドバイス

低マグネシウム血症に出合ったときのポイント
・低カルシウム血症や低カリウム血症をみたら低マグネシウム血症を考える．
・心電図異常を伴う低マグネシウム血症は危険．
・低マグネシウム血症は疑ったら治療を開始する．

集中治療室であったため対応（除細動やMgの補充）が迅速に行われて，無事に退院となった．低マグネシウム血症の怖さを実感した一例であった．

文献・参考文献

1) 林寛之:Step Beyond Resident:酒の一滴は血の一滴.レジデントノート,19:1831-1841, 2017
2) 大山友香子:第3章4.Mg代謝.「研修医のための輸液・水電解質・酸塩基平衡」(藤田芳郎,他/編),245-260,中外医学社,2015

第5章　症例から学ぶ電解質異常の診かた・考え方・動き方

2. 緊急性がない症例にどう対処する？
① 中枢神経症状に乏しい高ナトリウム血症と細胞外液量増加の症例

米谷拓朗，佐々木 彰

中枢性尿崩症による高ナトリウム血症の症例

症例1

36歳女性，中枢性尿崩症の診断で，かかりつけ医にてデスモプレシン（DDAVP）点鼻薬を処方されていた．夏季休暇にて受診1週間前より帰省，受診2日前に点鼻薬を紛失した．受診前日より倦怠感が出現し，食事摂取困難となり当院内科外来を受診した．
受診時意識レベルは清明，バイタルサインは血圧 125/86 mmHg，脈拍数 86回/分，呼吸数 17回/分．眼瞼結膜蒼白なし，口腔粘膜乾燥なし．頸静脈怒張なし．心音と呼吸音に異常を認めない．腹部は平坦・軟で圧痛なし．下腿浮腫を認めない．体重 45 kg．血液検査にて Na 148 mEq/L，K 3.9 mEq/L，Cl 126 mEq/L，BUN 24 mg/dL，Cre 1.0 mg/dL であった．倦怠感の精査加療目的に同日入院とし，入院後DDAVPの投与を再開した．入院後4時間の時点で尿量は 800 mL/時間，Na 154 mEq/L，尿中Na 50 mEq/L，尿中K 27 mEq/L，尿中浸透圧 100 mOsm/L であった．

1. 緊急性がないと判断した理由

急性経過で発症した高ナトリウム血症である．原疾患として中枢性尿崩症を認め，DDAVP点鼻中止後に尿崩症が増悪し，血清Na濃度上昇をきたした可能性が高い．現時点で中枢神経症状に乏しく，緊急性がないと判断したが，血清Na濃度上昇を防ぐために薬剤調整が必要であると考える．

2. 本症例の診かた・考え方

中枢性尿崩症による高ナトリウム血症の症例である．細胞外液量を評価すると，身体所見より明らかな細胞外液減少や過剰所見は認めず循環不全も認めない．図1Bのように細胞外液量は正常であり自由水のみが欠乏した病態である．尿生化学所見にて希釈尿の流出を認め，原因としてはDDAVP中止後の中枢性尿崩症増悪が考えられる．入院後よりDDAVP点鼻を再開しつつ，高ナトリウム血症の補正を行う方針とした．本症例においても，❶自由水欠乏量，❷不感蒸散，❸不感蒸散以外の喪失量，の順に評価を行ってみよう．

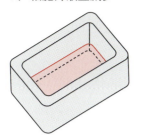 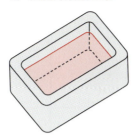 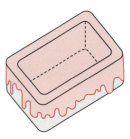

A）細胞外液量減少　　B）細胞外液量正常　　C）細胞外液量増加

図1　高ナトリウム血症の細胞外液量による分類（細胞外液量は水位を反映）

1 自由水欠乏量

血漿Na濃度より，154－140＝14 mEq/L分の自由水欠乏が存在する．第5章1-①のように血漿Na濃度を1 mEq/L上昇させるには体重×4＝45×4＝180（mL）の自由水を補充すればよい．本症例は1日に6 mEq/Lの補正を目標とし，180×6＝1080（mL/日）の自由水を5％ブドウ糖液にて補充する方針とした．

2 不感蒸散

不感蒸散に関しては体重×15＝45×15＝675（mL/日）の自由水喪失を5％ブドウ糖液にて補充する方針とした．

3 尿からの喪失量

本症例は尿崩症にて多量の希釈尿を認め，DDAVPの血中濃度が安定し尿量低下を認めるまでは厳格な補充が必要となる．細胞外液量は正常であり，尿中に排泄される自由水および電解質を補充すればよい．尿中Na 50 mEq/L，尿中K 27 mEq/Lであることから，（尿中Na＋尿中K）と同様の濃度の補液を行うことで血清Na濃度の変化が防げるため，本症例では尿量に応じてKN1号輸液（自由水1,000 mL，Na濃度77 mEq/L）の投与を開始した．

Advanced Lecture

■ 血清Na濃度はいくら上昇するか

第5章1-① 症例2では細胞外液量低下によって乏尿を呈しており，また細胞外液の補充が優先されるため細胞外液投与にて補正を行った．本症例では多量の尿流出をきたすため，厳密には尿中に含まれる自由水喪失についても考慮する必要がある．

本症例において尿が1,000 mL排泄されると血清Na濃度はいくら上昇するか考えてみたい．

尿は，細胞外液（血清Na濃度154 mEq/L）と自由水の混合物であるため「尿＝細胞外液（154 mEq/L）＋自由水」と表せる．本症例では（尿中Na濃度＋尿中K濃度）＝77 mEq/Lであり，血清Na濃度は154 mEq/Lであるので，尿中の電解質濃度はちょうど細胞外液濃度の半分となる．よって，「尿1,000 mL＝細胞外液500 mL＋自由水500 mL」の式が成立する（詳細な計算法は下記補足参照）．つまり，尿が1,000 mL抽出することは細胞外液500 mL，自由水500 mLが尿中に排泄されることに等しい（図2）．

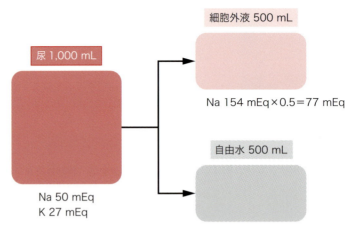

図2 尿1,000 mLを細胞外液＋自由水へ分解する

※補足：尿1,000 mL中に含まれる自由水の求め方
(尿1,000 mL中の自由水) = 1,000 − 1,000 ×（尿中Na濃度＋尿中K濃度）/血清Na濃度
　　　　　　　　　　　 = 1,000 − 1,000 ×（50 + 27）/154
　　　　　　　　　　　 = 1,000 − 500
　　　　　　　　　　　 = 500（mL）

1️⃣より体重×4 = 45×4 = 180 mLの自由水喪失で血清Na濃度は1 mEq/L上昇するため，500/180 = 2.78 mEq/L上昇すると推算される．本症例では尿が1,000 mL排泄されるごとに血清Na濃度は2.78 mEq/Lずつ上昇する計算となる．

3. 本症例への対応

1️⃣，2️⃣より1,775 mL/日の自由水欠乏を5％ブドウ糖液にて，3️⃣より尿量に応じてKN1号輸液の投与を開始した．3️⃣に関しては2時間おきに血清Na濃度，尿中電解質濃度を評価し，尿量に応じて投与量の調整を行った．

●処方例
1️⃣＋2️⃣　5％ブドウ糖液　70 mL/時
3️⃣　KN1号輸液　20 mL/時で開始．尿量に応じて投与速度を調整

細胞外液増加の高ナトリウム血症の症例

症例2
[第1病日]

　73歳男性，大動脈弁狭窄症（AS），高血圧症にて循環器外来通院中の患者．呼吸苦を主訴に外来を受診した．

　受診時意識レベルJCS I-1，バイタルサインは血圧 136/78 mmHg，脈拍数 78回/分，呼吸数 24回/分，SpO_2 86 %（室内気，自発呼吸）と酸素化低下を認めた．リザーバーマスク（RM）8 L/分で酸素投与を行い，SpO_2 96 %まで改善した．

　身体所見上，眼瞼結膜蒼白なし．頸静脈怒張あり．肺野全体に水泡音を聴取，胸骨右縁第2肋間を最強とし頸部へ放散するLevine III/VIの収縮期駆出性雑音を聴取．腹部は平坦・軟で圧痛なし．下腿浮腫が著明であった．体重 60 kg（外来では 55 kg台）．胸部単純X線撮影にて心拡大，両肺野中枢側に透過性低下を認め両側肋横隔膜角は鈍であった．

　病歴から塩分摂取過多であり，体液過剰およびASによる心不全の加療目的に同日循環器内科入院となった．

　入院日の血液検査にてNa 143 mEq/L，K 4.6 mEq/L，Cl 102 mEq/L，動脈血液ガス分析（RM 8 L/分，自発呼吸）にてpH 7.108，PCO_2 52 Torr，PO_2 154 Torr，HCO_3^- 18 mEq/L，SaO_2 97 %にて，炭酸水素ナトリウム 8.4 %（1 mEq/mL）を持続投与（100 mL/日）し，フロセミド60 mgの1日3回投与を開始した．

[第2病日]

　JCS II-10の意識障害が出現．血糖値 115 g/dL，頭部単純CTにて頭蓋内疾患は否定的であった．動脈血液ガス分析（RM 5 L/分，自発呼吸）にてpH 7.24，PCO_2 71 Torr，PO_2 132 Torr，HCO_3 25 mEq/Lであった．CO_2ナルコーシスと判断し，非侵襲的用圧換気（NPPV）装着となった．

　その際行った血液検査にてNa 150 mEq/L，K 4.3 mEq/L，Cl 120 mEq/Lと高ナトリウム血症を呈し，腎臓内科にコンサルトとなった．

　体重は 58 kg．食事は絶食．輸液および静注薬剤は炭酸水素ナトリウム，フロセミドのみ．尿量は 1,200 mL/日（尿中Na濃度 70 mEq/L，尿中K濃度 20 mEq/L）であった．

1. 緊急性がないと判断した理由

　本症例では急性の血清Na濃度上昇をきたしているものの，高ナトリウム血症による症候は認めず，緊急性は低いと判断できる．ただし肺水腫による酸素化能低下に対し対応が必要である．

2. 本症例の診かた・考え方

　本症例は少し複雑である．まずは今までと同様に細胞外液量の評価から行う．外来受診時に著明な下腿浮腫，塩分摂取過多の病歴もあり明らかに細胞外液量は増加している（図1C）．

　では，高ナトリウム血症を呈した原因は何だろうか？細胞外液量増加の高ナトリウム血症のほ

とんどは医原性である．本症例のピットフォールは，著明なアシデミアに対し炭酸水素ナトリウムを投与した点である．炭酸水素ナトリウムを投与する際は，リスクベネフィットを考慮する必要がある．メリットは代謝性アシドーシスの補正であり，デメリットは①ナトリウム負荷となり高ナトリウム血症や体液過剰が助長される点，②代謝性アシドーシスの補正にてCO_2貯留を促す点，の2点である．本症例では高ナトリウム血症およびCO_2ナルコーシスが惹起され，第2病日より投与は中止とした．

本症例においても**1** 自由水欠乏量，**2** 不感蒸散，**3** 不感蒸散以外の喪失量の順に評価を行ってみよう．

1 自由水欠乏量

血清Na濃度より，$150 - 140 = 10$ mEq/L分の自由水欠乏が存在する．前述のように血清Na濃度を1 mEq/L上昇させるには体重×4 = 59×4 = 236（mL）の自由水を補充すればよい．2日かけて補正するとすれば1日に5 mEq/Lずつ低下させればよく，236×5 = 1,180（mL/日）のペースで自由水を投与すればよい．

2 不感蒸散

不感蒸散に関しては体重×15 = 59×15 = 885（mL/日）の自由水喪失が予想される．

3 不感蒸散以外（尿から）の喪失量

本症例では明らかな体液過剰，著明な酸素化低下を呈しており，利尿薬の投与を開始した．**図1C**のように細胞外液が溢れており，まずは排水口を全開にして水位を下げるイメージである．注意点としてはベースにASが存在するため，利尿薬投与によって前負荷を低下させすぎると血圧低下をきたしうる点である．前負荷が循環動態に影響を与える疾患（ASや**肥大型心筋症**など）が存在する際は注意が必要である．

尿量はフロセミド60 mgの3回投与にて1,200 mLであり，**症例1**と同様に尿中に失われる自由水の量を計算すると，尿1,000 mLあたりの自由水 = $1,000 - 1,000 \times (70 + 20)/150 = 400$ mLとなる．1日尿量1,200 mLでは400×1.2 = 480（mL/日）の自由水喪失となる．

1〜**3**より，本症例で1日に血清Na濃度を5 mEq/L低下させるためには，①1,180 + ②885 + ③480 = 2,545 mLの自由水を5％ブドウ糖液として投与する必要がある．

Advanced Lecture

■ 5％ブドウ糖液も細胞外液に分布する

上記のように大量の5％ブドウ糖液を投与することのデメリットはなんであろうか？それは5％ブドウ糖液投与自体が細胞外液に分布する点である．復習であるが，5％ブドウ糖液を投与すると細胞内外に満遍なく分布し，その割合は細胞内：細胞外 = 2：1となる．つまり2,545 mLの5％ブドウ糖液は，約850 mLが細胞外液に分布し，これは0.9％生理食塩水850 mLの投与と同様の細胞外液負荷になることを意味する．

細胞外液が過剰の高ナトリウム血症の一番悩ましい点が，高ナトリウム血症補正目的に投与した自由水が，細胞外液量増加につながり状態を悪化させうる点である．

しかし難しく考える必要はない．緊急性の高い問題から解決して大きく転ぶことはないと考える．無症候性高ナトリウム血症と細胞外液量増加による肺水腫とでは予後規定因子は後者である．
第4章1にもあるように，高ナトリウム血症による神経学的異常所見を認めない場合，まずは循環動態の適正化を解除してから血清Na濃度の補正を行えばよい．

3. 本症例への対応

本症例では初日に1,200 mLの自尿を認め，酸素化能低下も改善傾向にある．第2病日はフロセミド投与に加え，②＋③より1,365（mL/日）の5％ブドウ糖液投与を行った．計算上，②＋③の投与で血清Na濃度は150 mEq/Lに保たれる．無症候性高ナトリウム血症を許容しつつ細胞外液量をフロセミドにて減少させ，酸素化能をさらに改善させた後に高ナトリウム血症の補正をした．

●処方例
フロセミド　1回60 mg　1日3回　経静脈投与
②＋③　5％ブドウ糖液　70 mL/時

文献・参考文献

1) 「研修医のための輸液・水電解質・酸塩基平衡」（藤田芳郎，他/編），pp329-330，中外医学社，2015
2) 「より理解を深める！体液電解質異常と輸液 改訂3版」（深川雅史/監，柴垣有吾/著），pp78-80，中外医学社，2007
3) Rose BD：New approach to disturbances in the plasma sodium concentration. Am J Med, 81：1033-1040, 1986

プロフィール

米谷拓朗（Takurou Kometani）
飯塚病院腎臓内科
飯塚病院腎臓内科ではCKD管理から透析導入，アクセス作成，腎生検，血液・腹膜透析，他科コンサルトを含め幅広く腎臓診療について学べます．研修医・スタッフも随時募集中です．ご興味のある方は是非，ともに学んでいきましょう．

佐々木 彰（Sho Sasaki）
飯塚病院腎臓内科／臨床研究支援室

第5章 症例から学ぶ電解質異常の診かた・考え方・動き方

2. 緊急性がない症例にどう対処する？
② 脱水に伴う低ナトリウム血症の症例

座間味 亮

> **症例**
> 70歳男性．糖尿病性腎症による慢性腎臓病 Stage G3aA3 で外来通院中であった．10日前より頻回の水様下痢が出現し，水分のみ摂取していた．その後徐々に倦怠感が強くなり，動けなくなってきたため救急外来受診した．悪心・嘔吐はなく，頭痛もない．
> 血圧 106/50 mmHg（通常 140/100 mmHg），脈拍 119回/分，体重 70 kg（1カ月前 77 kg），腋窩乾燥あり．ツルゴール低下なし．
> 検査所見：赤血球 520万/μL，Hb 15.1 g/dL，Ht 44.5 %，白血球 6,800/μL，血小板 22万/μL，総タンパク 7.1 g/dL，アルブミン 3.6 g/dL，尿素窒素 85 mg/dL，クレアチニン 3.52 mg/dL，eGFR 14.5 mL/分/1.73 m^2，Na 118 mEq/l，K 4.1 mEq/l，Cl 87 mEq/L，尿中 Na 16 mEq/L，尿中 K 17 mEq/L，尿中 Cl 20 mEq/L，尿中クレアチニン 103 mg/dL

1. 緊急性がないと判断した理由

低ナトリウム血症の重症度は症状により判断する．本症例では，悪心・嘔吐，頭痛などの頭蓋内圧亢進症状は認めず，緊急性はないと判断する．

2. 本症例の診かた・考え方

本症例は下痢のエピソードがあり，7 kgの体重減少，脈拍上昇伴う血圧低下，腋窩乾燥などから明らかに有効循環血液量の減少（hypovolemia）に伴う低ナトリウム血症である．FENa 0.4 %と低値であることもそれを裏付ける．一方で，頭蓋内圧亢進症状を認めず，緊急度は高くない．
本症例では，①著明な細胞外液減少に伴う ADH（抗利尿ホルモン）の非浸透圧刺激による分泌，②低ナトリウム血症に伴う ADH 抑制，という相反する2つの病態が併存している．この場合，一般的に①の ADH 分泌刺激の方が強く，通常低ナトリウム血症となる．ここで注意すべき点は，補液により細胞外液が補充されると①がなくなり，②の病態のみが残るという点である．②のみが残ると腎臓より自由水の排泄が行われ，急激に低ナトリウム血症が補正される可能性がある．したがって，細胞外液の補充のみで低ナトリウム血症の改善が得られる可能性が高く，細胞外液改善後は自由水排泄による過剰補正が懸念される症例であると認識する必要がある．この点に注意して補正を考える．

3. 本症例への対応

　本症例では低ナトリウム血症の緊急性が高くないことから，3％NaCl溶液による補正は不要である．一方で，血圧低下もあり脱水所見が強いことから，まずその補正から開始すべきである．本症例では生食1,000 mL/時で補液を開始したところ，すみやかに利尿がついた．しかし，尿中Na＋K 33 mEq/Lと血清Na濃度よりも著明に張度が低い尿であり，過剰補正になることが予想された．実際，2時間後のNa濃度は121 mEq/Lと3 mEq/L上昇していたため，その時点で1号液（77 mEq/L）へ変更したが，さらに2時間後のNa濃度は123 mEq/Lとさらに2 mEq/Lの上昇を認めた．その時点で1/4生理食塩水（38 mEq/L）へ変更したところナトリウム濃度変動が落ち着き，24時間で5 mEq/Lの上昇に抑えることができた．

　この症例の補正のポイントは，細胞外液量減少の改善とともに低ナトリウム血症の改善が過剰に起こる可能性を見越し，頻回に血液検査でNa濃度をフォローし，早期に低張液へ変更したことである．

第5章 症例から学ぶ電解質異常の診かた・考え方・動き方

2. 緊急性がない症例にどう対処する？

③ 腎臓病患者の高カリウム血症の症例

今井直彦

慢性腎臓病患者の薬剤性高カリウム血症の症例

症例1

70歳の男性．高血圧，慢性腎臓病にて外来通院中であった．2週間前に腰痛にて近医の整形外科を受診し，鎮痛薬（NSAIDs）を処方された．定期受診日にて外来を受診した．
体温36.5℃．血圧120/60 mmHg．脈拍55回/分．眼球結膜と眼瞼結膜とに異常を認めない．頸静脈の怒張を認めない．心音と呼吸音とに異常を認めない．腹部は平坦，軟で，肝・脾を触知しない．浮腫を認めない．
検査所見：赤血球 380万/μL，Hb 10.5 g/dL，Ht 33 %，白血球 6,500/μL，血小板 35万/μL．総タンパク 7.0 g/dL，アルブミン 3.5 g/dL，尿素窒素 32 mg/dL，クレアチニン 1.6 mg/dL（前回と同じ），尿酸 8.5 mg/dL，Na 138 mEq/L，K 6.0 mEq/L（前回は5.0 mEq/L），Cl 108 mEq/L．

1. 緊急性がないと判断した理由

慢性腎臓病患者であり，もともとの血清K濃度が5.0 mEq/L前後であることもあり，高カリウム血症に"耐性"が比較的あると考えてよい．血清K濃度は6.0 mEq/Lと中等度の高カリウム血症を認めるが，明らかな症状もなく緊急性はないと考える．

2. 本症例の診かた・考え方

高齢のCKD患者に生じた高カリウム血症である．原因としては鎮痛薬として処方されたNSAIDsが最も疑わしい．NSAIDsは最も処方される薬剤の1つであるが，腎機能障害，本症例でみられた高カリウム血症，そして高血圧症などさまざまな副作用がみられることがある．特に高齢のCKD患者に処方をする際には注意が必要である．
CKD診療ガイド2012において，**CKDの進行抑制にはRA系の抑制がきわめて重要である**ことが強調されている．このため非腎臓専門医によるCKD患者へのRA系阻害薬の処方も増えている．RA系阻害薬の併用をはじめとした薬剤による医原性の高カリウム血症にも十分な注意が必要となる（表）．

表　薬剤性の高カリウム血症

薬剤		病態	
Kの負荷	K製剤	Kの負荷	
	保存赤血球・ペニシリンG		
細胞内から細胞外へのKの移行	サクシニルコリン	脱分極	
	β遮断薬・ジゴキシン	Na/K ATPase阻害	
	静注用アミノ酸製剤・マンニトール	高浸透圧	
Kの排泄障害	ACE阻害薬・ARB・NSAIDs カルシニューリン阻害薬	アルドステロン合成阻害・GFR低下	
	ST合剤・ペンタミジン・トリアムレテン	アルドステロンへの反応性の低下	Naチャネル阻害
	スピロノラクトン・エプレノン		アルドステロン受容体拮抗

ARB：アンギオテンシンⅡ受容体拮抗薬

　前述のようにCKD患者はもともとの血清K濃度が高値であることが多く，高カリウム血症に"耐性"があると考えられている．しかし，そうはいうものの血清K濃度6.0 mEq/L以上では経口K吸着薬を開始することが多い．

●ワンポイントアドバイス
腎機能が正常な患者の高カリウム血症は必ず精査が必要

腎機能が正常な患者は通常高カリウム血症にならない．1日に400 mEqのK（通常の平均摂取量の約4倍）を摂取しても腎機能が正常であれば高カリウム血症とはならない．つまり腎機能が正常なのに高カリウム血症を認めたら何かがおかしいと真剣に考える必要がある．実際，腎機能が正常な患者の高カリウム血症は1日以内の死亡率がCKD患者の高カリウム血症に比べて何倍も高いことが知られている（図1）[1]．輸血，消化管出血における消化管からのKの吸収，薬剤や輸液，組織の崩壊（横紋筋融解症など）の有無に注意する．研修医であれば必ず上級医に報告する．

3. 本症例への対応

　可能であれば鎮痛薬をNSAIDs以外に変更してもらうのがよい．本症例は疼痛コントロールのためにNSAIDsを継続せざるを得なく，経口の陽イオン交換樹脂を開始した．経口の陽イオン交換樹脂は効果発現に時間がかかるため急性期の治療には使用しない．次回の外来にて必ず血清K値のフォローをする．

●処方例
　ポリスチレンスルホン酸カルシウム（カリメート®散）　1回5g　1日3回

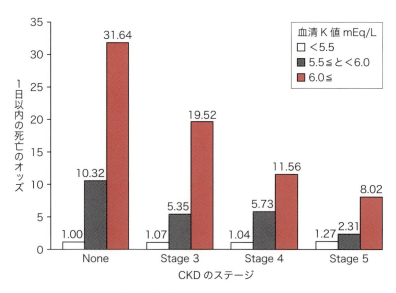

図1 CKDのステージと血清K値による死亡のオッズ
文献1より引用

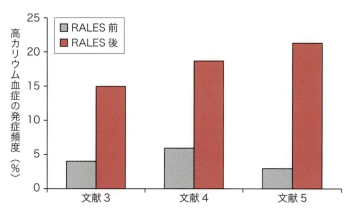

図2 RALES試験発表前後の高カリウム血症の頻度
文献2より引用

●ワンポイントアドバイス

臨床試験とリアルワールドは異なる

臨床試験とリアルワールドは異なる．有名なRALES試験という大規模臨床試験はACE阻害薬で治療中の心不全患者に重症心不全に対してスピロノラクトンの追加が生命予後を改善するということを示した．米国ではこの試験の発表後にスピロノラクトンのACE阻害薬との併用が約5倍に増え，その結果として高カリウム血症による入院と死亡が約5倍になった（図2）[2]．RALES試験の対象患者は比較的若年であり，中等度以上の慢性腎臓病を除外していることなどがその原因として指摘されている．

急性腎障害に伴う高カリウム血症の症例

症例2

80歳の男性．高血圧，前立腺肥大症にて外来通院中であった．数日前より尿が出にくいことを自覚し外来を受診した．

体温36.8℃．血圧140/75 mmHg．脈拍65回/分．眼瞼結膜貧血なし．心音異常なし．呼吸音清．腹部は下腹部に膨隆あり．圧痛なし．肝・脾を触知しない．下腿浮腫を軽度認める．
検査所見：赤血球360万/μL，Hb 11.5 g/dL，Ht 35％，白血球7,500/μL，血小板28万/μL．総タンパク7.3 g/dL，アルブミン3.6 g/dL，尿素窒素70 mg/dL，クレアチニン7.0 mg/dL（前回受診時1.0 mg/dL），Na 136 mEq/L，K 6.7 mEq/L，Cl 110 mEq/L，pH 7.24，HCO_3^- 14 mEq/L．
腹部エコー：両側水腎症，膀胱拡張
心電図：洞調律

1. 緊急性がないと判断した理由

腎後性の急性腎障害に伴う高カリウム血症である．高カリウム血症は認めるものの"症候性"ではなく，高カリウム血症の観点からは緊急透析を行う必要性はない．しかし急性腎障害の原因の治療を開始すると同時に，グルコース・インスリン療法を開始し，血清K値を下げる必要はある．緊急性はないものの準緊急であると考える．

2. 本症例の診かた・考え方

急性腎障害に伴う高カリウム血症である．本症例は前立腺肥大症による尿閉に起因した腎後性の急性腎障害であり，尿閉の解除によりすみやかに急性腎障害の改善が期待される．**急性腎障害に伴う高カリウム血症は，急性腎障害の原因と尿量の2つにより透析療法が必要となるかが大きく異なることが多い．**

脱水に伴う腎前性の急性腎障害や本症例のように尿閉に伴う腎後性の急性腎障害の場合には原疾患の治療によりすみやかに急性腎障害が改善し，それに伴い高カリウム血症も改善することが多い．その一方で，**敗血症などに伴う急性腎障害においては高カリウム血症が遷延し，透析療法が必要となることが多い．**

また乏尿を認めている場合，体外へのKの除去が適切に行えず，高カリウム血症の観点からも**透析療法が必要となることが多い．**

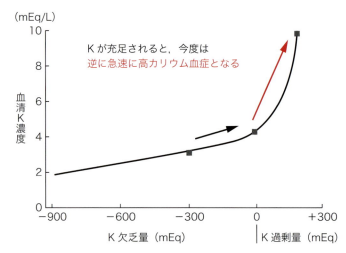

図3　血清K値とK過不足量の目安
文献5を参考に作成

> ●ワンポイントアドバイス
> **低カリウム血症の補正による高カリウム血症に注意する**
> 高カリウム血症の半数は外来患者に発症するが残りの半数は入院患者に発症する[6]．入院患者に発症する高カリウム血症として医原性の高カリウム血症に注意する必要がある．特に低カリウム血症の補正により生じる医原性の高カリウム血症はよく知られており，低カリウム血症の補正の約20％で医原性の高カリウム血症が認められるという報告もある[7]．これは体内のK欠乏が一度充足されると，それ以上のK負荷にて急速に高カリウム血症となることと関係する（図3）[8]．

3. 本症例への対応

　腹部エコーで両側水腎症および膀胱の拡張を認め，前立腺肥大症に伴う尿閉と診断した．グルコース・インスリン療法を開始し，同時に尿道カテーテルを留置した．カテーテルより大量の尿の流出を認め，3時間後の採血にて高カリウム血症の改善，そして翌日の採血にて急性腎障害の改善が確認された．

> ●処方例
> 50％グルコース50 mL＋レギュラーインスリン10単位　を静注

文献・参考文献

1) Einhorn LM, et al：The frequency of hyperkalemia and its significance in chronic kidney disease. Arch Intern Med, 169：1156-1162, 2009
2) Poggio R, et al：Understanding the risk of hyperkalaemia in heart failure：role of aldosterone antagonism. Postgrad Med J, 86：136-142, 2010

3) Juurlink DN, et al：Rates of hyperkalemia after publication of the Randomized Aldactone Evaluation Study. N Engl J Med, 351：543-551, 2004
4) Ko DT, et al：Appropriateness of spironolactone prescribing in heart failure patients：a population-based study. J Card Fail, 12：205-210, 2006
5) Masoudi FA, et al：Adoption of spironolactone therapy for older patients with heart failure and left ventricular systolic dysfunction in the United States, 1998-2001. Circulation, 112：39-47, 2005
6) Einhorn LM, et al：The frequency of hyperkalemia and its significance in chronic kidney disease. Arch Intern Med, 169：1156-1162, 2009
7) Crop MJ, et al：Hypokalaemia and subsequent hyperkalaemia in hospitalized patients. Nephrol Dial Transplant, 22：3471-3477, 2007
8) Brown RS：Extrarenal potassium homeostasis. Kidney Int, 30：116-127, 1986

第5章 症例から学ぶ電解質異常の診かた・考え方・動き方

2. 緊急性がない症例にどう対処する？

④ 合併症を伴った低カリウム血症の症例

加藤規利

> **症例**
> 66歳の男性．血小板減少性紫斑病，虚血性心疾患の既往があり，下記の内服をしていた．2年前から逆流性食道炎のため，プロトンポンプ阻害薬の内服を開始している．定期受診の際の採血にて以下のようなデータを得た．
>
> 内服薬：ランソプラゾール1回15 mg　1日1回朝，塩化カリウム1回600 mg　1日1回朝，プレドニゾロン1回5 mg　1日1回朝，アスピリン1回100 mg　1日1回朝，クロピドグレル1回75 mg　1日1回朝
>
> 身長168 cm，体重61 kg，血圧139/92 mmHg，脈拍84回/分・整，体温36.5℃，意識清明，眼瞼結膜に貧血なし，眼球結膜に黄疸なし，心雑音なし，呼吸音正常，腹部平坦，軟，下腿浮腫なし，脳神経学的所見異常なし
>
> 検査所見：WBC 10,800/μL，RBC 352万/μL，Hb 11.0 g/dL，Plt 8.2万/μL，TP 6.2 g/dL，T-Bil 2.9 mg/dL，AST 23 IU/L，ALT 8 IU/L，Na 142 mEq/L，K 3.3 mEq/L，Cl 106 mEq/L，Ca 6.3 mg/dL，P 3.7 mg/dL，BUN 12 mg/dL，Cr 0.89 mg/dL，FPG 101 mg/dL，
>
> 検尿：pH 7.0，タンパク（＋/−），糖（−），潜血（−），沈渣異常なし，尿量3,291 mL/日，尿中K 92 mEq/日

1. 緊急性がないと判断した理由

塩化カリウムを内服しているのにもかかわらずK 3.3 mEq/Lと低値を示していることに違和感を感じるが，低Kの程度は軽く，Na−Cl値からも著明な酸塩基平衡の異常もなさそうであり，緊急性はないと判断した．ただし，Ca 6.3 mg/dL（Alb補正値 7.4 mg/dL）と，低カルシウム血症も合併していることにも注意したい．

2. 本症例の診かた・考え方

本症例は虚血性心疾患の既往歴があり，低Kは心予後のリスクファクターとなることから，主治医も注目しておりカリウムは補充されていたが，低カルシウム血症は見過ごされていた．本症例のように低Kと低Caの合併をみたら，低マグネシウム血症の有無を確認したい．Mg値は通常採血のセットで測定項目に含まれない場合も多く，長期にわたり測定されていないこともあるた

図　皮質部集合管におけるK排泄に対するMgの役割

め注意が必要である．本症例ではMg 0.8 mg/dLと低値を示していた．

　第4章4の低カリウムの項で記したように，プロトンポンプ阻害薬（PPI）によって低マグネシウム血症が引き起こされることがある．これは，PPIが腸管でMgのトランスポータを抑制してしまうことにより，消化管からMgを喪失するために起きると考えられているが，まだ不明な点も多い．PPIの投与開始から1年ほど経過した後に発症することが多いようである[1]．

　本症例は薬剤性の低マグネシウム血症であったが，重症の入院患者では，低栄養，利尿薬，下痢などの要因から，低Mgを合併する頻度が高いといわれており，ときに意識的にMgを測定する必要がある．一方でPPIは頻繁に使用される薬剤となってきているため，自身が処方していなくても，他院で処方を受けているケースもある．

3. 本症例の対応

　まずは低Mgの原因と考えられたランソプラゾールを中止した．Mgの補充は酸化マグネシウムの内服にて行った．Kに関しては，Mgの補充にて回復が見込まれること，また以前より塩化カリウムを内服していたことから，そこまで重篤な値ではなかったため，現状の量を継続するのみとした．Mg製剤の内服においては，下痢を誘発するリスクもあり，その場合はMg，Kをさらに失う可能性があるため，高度な低マグネシウム血症では持続点滴で補充することが望ましい．

●処方例
マグミット®錠　1回200 mg　1日2回朝夕

●診断
PPI内服による低マグネシウム血症を基礎とした低カリウム血症，低カルシウム血症

Advanced Lecture

■ 低K，低Caの合併をみたら，低Mgの存在を疑う

　Mgは皮質集合管のKチャネル（renal outer medullary potassium：ROMK）において，Kの尿細管内への分泌を抑制する働きをもっている．よって低マグネシウム血症になると，ROMKの働きにブレーキが効かなくなり，Kを喪失することとなる．これはMgがATP産生の補因子として機能しており，ROMKがATP依存的なチャネルであることに起因している（図）[2]．

　一方で低マグネシウム血症は，PTHの分泌を抑制することも知られており，低カルシウム血症の原因にもなりうる．本症例においてもインタクト（intact）PTHは27.0 pg/mL（正常15.0〜65.0）であり，低カルシウム血症の度合いに比して，著しく低下していた．

文献・参考文献

1) Regolisti G, et al：Severe hypomagnesemia during long-term treatment with a proton pump inhibitor. Am J Kidney Dis, 56：168-174, 2010
2) Huang CL & Kuo E：Mechanism of hypokalemia in magnesium deficiency. J Am Soc Nephrol, 18：2649-2652, 2007

第5章 症例から学ぶ電解質異常の診かた・考え方・動き方

2. 緊急性がない症例にどう対処する？
⑤ 外来患者の高カルシウム血症の症例

駒場大峰

健診で指摘された高カルシウム血症の症例

症例1

54歳．男性．健診で高カルシウム血症を指摘され，当院紹介受診となった．尿路結石の既往がある．

意識清明．血圧 136/78 mmHg，脈拍 66回/分，体温 36.4℃，口腔内乾燥なし，ツルゴール低下なし，浮腫なし．

検査所見：Alb 4.2 mg/dL, BUN 18 mg/dL, Cr 1.0 mg/dL, UA 6.8 mg/dL, Na 142 mEq/L, K 4.1 mEq/L, Cl 104 mEq/L, Ca 11.2 mg/dL, P 2.8 mg/dL, ALP 482 IU/L, インタクトPTH 112 pg/mL, 尿中Ca/Cr 0.21 mg/gCr, FECa 2.4 %．

1. 緊急性がないと判断した理由

高カルシウム血症を認めるが，血清Ca濃度12 mg/dL未満であり，症候性ではないため緊急性は低い．ただし，高カルシウム血症の程度は中等度以上であり，診断と原因の除去はすみやかに行うべき状況にあると考えられる．

2. 本症例の診かた・考え方

高カルシウム血症，低リン血症，PTH高値を認めることから，原発性副甲状腺機能亢進症と考えられる．原発性副甲状腺機能亢進症は外来患者の高カルシウム血症の原因として最も頻度が高いとされ，本症例のように健診で指摘され診断に至るケースも多い．PTH作用により骨吸収および遠位尿細管での再吸収が促進され，またビタミンD活性化を介して腸管でのCa吸収が亢進することにより，高カルシウム血症が生じる．またPTHは尿中P排泄を促進することから，原発性副甲状腺機能亢進症では低リン血症が生じる．

3. 本症例への対応

　骨密度はYAM 82％と軽度の低下であったが，血清Ca濃度11 mg/dL以上で推移し，尿路結石の既往もあったことから，副甲状腺摘出術の適応ありと判断した．副甲状腺エコーでは，右下腺の腫大と血流シグナルの増加を認め，責任腺と考えられた．副甲状腺摘出術後，hungry bone syndrome（飢餓骨症候群）により血清Ca濃度は8.6 mg/dLまで低下したが，その後は9 mg/dL台で推移した．

Advanced Lecture

■ Hungry bone syndromeの病態

　原発性副甲状腺機能亢進症では，PTH作用により破骨細胞による骨吸収，骨芽細胞による骨形成がともに亢進しているが，骨吸収の亢進がより顕著であるため，骨から細胞外液へのCa流出が生じ，長期的には骨量が低下する．この状態で副甲状腺摘除術が行われると，破骨細胞による骨吸収はすみやかに抑制される一方，骨芽細胞による骨形成は一過性に亢進する．このために骨形成優位となり，細胞外液から骨へのCa移動が生じる．このような病態をhungry bone syndromeと呼ぶ（術後に骨形成が一過性に亢進するメカニズムは十分には解明されていない）．重度の原発性副甲状腺機能亢進症では，副甲状腺摘出術後のhungry bone syndromeも高度となり，長期的なCa補充療法を要する場合もある．

高齢CKD患者の高カルシウム血症の症例

症例2

　83歳．女性．IgA腎症によるCKD stage G3aA2で外来通院中であった．高血圧に対し，アンギオテンシンⅡ受容体拮抗薬（ARB）とサイアザイドの配合剤が処方されていた．半年前の健診で骨粗鬆症を指摘され，近医の整形外科で活性型ビタミンD製剤（アルファカルシドール1μg/日）が開始となっていた．またカルシウムのサプリメントを内服していた．定期受診日に外来を受診した．

　意識清明．血圧122/64 mmHg，脈拍96回/分，体温36.8℃，口腔内乾燥なし，ツルゴール低下なし，浮腫なし．

　検査所見：Alb 3.7 mg/dL，BUN 58 mg/dL，Cr 2.4 mg/dL，UA 7.8 mg/dL，Na 146 mEq/L，K 4.3 mEq/L，Cl 104 mEq/L，Ca 10.8 mg/dL，P 4.8 mg/dL，インタクトPTH 87 pg/mL，尿中Ca/Cr 0.31 mg/gCr，FECa 3.4％．

1. 緊急性がないと判断した理由

　高カルシウム血症を認めるが，血清Ca濃度12 mg/dL未満であり，症候性ではないため緊急性は低い．ただし，高カルシウム血症が腎機能低下の進行に関与している可能性が考えられ，内服薬の調整はすみやかに行うべき状況にあると考えられる．

2. 本症例の診かた・考え方

　高齢のCKD患者に生じた高カルシウム血症の症例である．本症例の高カルシウム血症の主因は，活性型ビタミンD製剤にあると考えられる．活性型ビタミンD製剤が骨粗鬆症の治療薬として処方される場合，高齢患者では量が相対的に過剰となり，高カルシウム血症をきたすことがしばしば経験される．本症例ではもともと腎機能障害を有していたことに加え，サイアザイド含有配合剤を内服していたことにより尿中にCaがスムーズに排泄されなかったことも高カルシウム血症に関与したものと考えられる．

3. 本症例への対応

　アルファカルシドール，カルシウムサプリメントの内服中止を指示し，降圧薬はサイアザイド系利尿薬を含まないものに変更した．また十分な水分摂取を指導した．以上の治療が奏功し，1カ月後の再診時には血清Ca濃度9.2 mg/dLまで低下し，腎機能もCr 1.6 mg/dLまで改善していた．近医の整形外科に紹介状を作成し，アルファカルシドールの少量での再開，あるいはほかの骨粗鬆症治療薬への変更を依頼した．

第5章 症例から学ぶ電解質異常の診かた・考え方・動き方

2. 緊急性がない症例にどう対処する？

⑥ 慢性腎臓病とビタミンD欠乏症の低カルシウム血症の症例

河原崎宏雄

> **症例**
> 60歳の男性．高血圧，糖尿病，糖尿病性腎症G4A2で他院外来通院中だったが最近血清クレアチニン値の上昇が進行してきたため，腎臓内科外来を受診した．糖尿病は約30年前に指摘されているが約3年前まで不定期通院だったとのこと．現在独居で食事は自炊していて，仕事は主にデスクワークとのこと．
> 体温36.2℃．血圧150/70 mmHg．脈拍73回/分．身長165 cm，体重75 kg．眼瞼結膜はやや貧血を認める．頸静脈拡張なし．心音・呼吸音ともに異常を認めない．腰椎変形・叩打痛などなし．皮膚は比較的蒼白．腹部は肥満で膨隆あり．下肢にはpitting edemaを認める．
> 検査所見：Hb 10.5 g/dL，Ht 32％，白血球6,000/μL，血小板20万/μL．総タンパク4.4 g/dL，アルブミン2.0 g/dL，尿素窒素68.0 mg/dL，クレアチニン3.0 mg/dL，尿酸8.5 mg/dL，Na 134 mEq/L，K 5.7 mEq/L，Ca 6.0 mg/dL，P 3.4 mg/dL．尿タンパク3＋，スポット尿総タンパク/クレアチニン＝5.5 g/gCre，血尿なし，円柱なし．

1. 緊急性がないと判断した理由

アルブミン補正を行うと血清カルシウム値は8.0 mg/dLであり，慢性の経過で進行した腎障害に伴う軽度の低カルシウム血症である．低カルシウム血症に伴う顕著な症状はなく，緊急での対応は必要ない．しかし，長期的には骨代謝などに影響を及ぼす可能性がある．

2. 本症例の診かた・考え方

慢性腎臓病は低カルシウム血症を呈する最もcommonな疾患である．腎臓は1水酸化酵素（ヒドロキシラーゼ）の働きで，活性型ビタミンDを産生するが，腎機能障害が進行すると活性型ビタミンDが不足して低カルシウム血症を引き起こす．最近の報告では，腎機能障害に伴ってリン利尿ホルモンである線維芽細胞増殖因子（fibroblast growth factor 23）が上昇することで，1水酸化酵素の働きの低下を介して活性型ビタミンDの産生が抑制されているといわれている．活性型ビタミンDは副甲状腺機能を抑制する方向に働くため，活性型ビタミンDの低下と低カルシウム血症とが合わさって結果的に副甲状腺ホルモン分泌は刺激されて血清カルシウム値を維持しよ

うとする（2次性副甲状腺機能亢進症）．なお本症例はネフローゼ症候群も呈しており，尿からのビタミンD結合タンパク流出によるビタミンD不足もあると想定されるが，日常臨床では測定できない．

3. 本症例への対応

　慢性腎臓病のミネラル骨代謝異常はCKD-MBDと称されて，慢性腎臓病の早期（stage 3）からすでに始まっている．CKD-MBDは透析期になると異常が顕著となり，その管理方法についてはガイドラインでも推奨が述べられている．ただし保存期CKDにおけるMBDの管理に関しては明確な推奨は現時点では存在していない．保存期CKDで低カルシウム血症を認めた場合は，（活性型）ビタミンD産生低下が機序であることからもビタミンDの補充を開始してからカルシウム補充をするのが理に適っている．しかしカルシウム補充は食事では困難（腎不全では制限されるリンも同時に含んでいることが多い）なため，経口薬として補充する．そして，尿中Ca/Creを0.3以下に抑えて過剰なカルシウム補正に注意する．

> ●処方例
> 　炭酸カルシウム（沈降炭酸カルシウム）　1回0.5〜1g　1日2〜3回に分けて投与

　本症例では自炊していることやデスクワークが中心であることから，ビタミンD不足・欠乏である可能性は高く，食事内容の見直しや，直接日光浴の指導も必要と思われる．ビタミンDの産生・代謝経路は**第4章6の図**を参照．

Advanced Lecture

■ 天然型ビタミンDと活性型ビタミンD

　近年では慢性腎臓病（特に透析期）に対する過度なカルシウム負荷・補正による血管石灰化の弊害が報告されるようになり，カルシウム値補正の方法に関して議論があるところである．

　ビタミンDの処方薬としてはわが国では活性型ビタミンDしかなく，ビタミンD不足・欠乏〔25水酸化ビタミンD（ヒドロキシビタミン）〕がある場合はビタミンDの補充が理に適っているものの，現時点ではその有効性を示すエビデンスに乏しい．なお，腎不全では生理的活性を有する活性型ビタミンDの産生が障害させていることから，天然型ビタミンDの補充ではミネラル骨代謝障害が改善できない可能性がある．また，腎機能障害の進行（リン排泄障害），ビタミンDの補充に伴って血清リン値は上昇する可能性があり，加工食品に含まれる無機リンを避けるなどのリン制限を意識した食事療法の指導も重要である．

第5章　症例から学ぶ電解質異常の診かた・考え方・動き方

2. 緊急性がない症例にどう対処する？

⑦ 血液透析導入時に発症した高リン血症の症例

谷澤雅彦

> **症例**
>
> 　72歳女性．糖尿病性腎症を原疾患とする慢性腎臓病でフォローされており，このたびCr 8.9 mg/dL，eGFR 3.8 mL/分/1.73 m^2，食思不振，下肢浮腫が出現したことから血液透析導入目的で入院となった．
>
> **入院時現症**：血圧158/72 mmHg，脈拍80回/分 整，SpO$_2$ 96 %（room air）
> 　眼瞼結膜貧血様，眼球結膜黄染なし，心雑音なし，呼吸音清，腹部所見に特記すべき所見はなし，下肢浮腫を認め，右足背動脈拍動触知が不良であった．左前腕には自己血管内シャントがありスリル・シャント音ともに良好であった．
>
> **検査所見**：Hb 9.8 g/dL，Hct 28.5 %，ALB 3.4 g/dL，Cr 8.9 mg/dL，BUN 96.8 mg/dL，UA 7.9 mg/dL，Na 134 mEq/L，K 5.2 mEq/L，Cl 104 mEq/L，Ca 8.2 mg/dL（未補正），P 6.8 mg/dL，HbA1c 6.3 %，HCO$_3^-$ 18.4 mmol/L，i-PTH 265 pg/mL，尿タンパク3.8 g/gCr
>
> **内服薬**：ロサルタン 50 mg/日，アムロジピン 10 mg/日，アトルバスタチン 10 mg/日，フロセミド 40 mg/日，フェブキソスタット 20 mg/日，αカルシドール 0.25 μg/日，サキサグリプチン 2.5 mg/日，炭酸水素Na 3.0 g/日

1. 緊急性がないと判断した理由

　高リン血症をみた際に緊急性があるのは，第4章7で述べた原因のうち①急性のP負荷（内因性：腫瘍崩壊症候群，横紋筋融解症，外因性：P含有薬剤，ビタミンD中毒）である．本症例は病歴から積極的に緊急性を疑わず，慢性腎臓病に伴う高リン血症と考えるのが妥当である．**慢性腎臓病に伴う高リン血症は緊急性こそないものの，長期間持続すると血管石灰化，軟部組織の石灰化を引き起こし，皮膚瘙痒感などの原因にもなる**．

2. 本症例の診かた・考え方

　慢性腎臓病患者でリンが上昇する理由は，**第4章7**で述べた③腎クリアランスの低下（GFR低下）が主である．さらに慢性腎臓病末期となると低カルシウム血症となるために，Ca上昇作用およびPTH（副甲状腺ホルモン）低下作用のある活性型ビタミンDが処方されることが多い．活性型ビタミンDによる腸管吸収の増加でもリンが上昇する．慢性腎臓病でリンが上昇するのはGFR

20〜25 mL/分/1.73 m^{2}を下回る場合である．過去のリン値と腎機能を経時的に観察して，腎機能低下とともにリン値が上昇していれば，ほかの疾患・病態を積極的に疑う必要はないだろう．

　透析導入前の管理目標値は施設正常範囲（多くの場合2.5〜4.5 mg/dL）とされており，高値となる場合は低タンパク食（リン制限食）の徹底および透析導入前に保険適用範囲内で使用できるリン吸着薬を使用することが推奨されている[1,2]．しかし本症例は血液透析導入となるので，以下の透析導入後の対応へ移行する．

3. 本症例への対応

　血液透析患者のリン管理は，透析処方，食事指導，薬物治療に大別される．
- 血液透析によるリン除去でどれほど低下するか確認する．適宜透析効率を確認する．
- 透析食・糖尿病食についての必要カロリー，タンパク摂取量，減塩，カリウム制限とともに，リン制限について栄養指導を行う．
- 血液透析患者のリンの管理目標値は3.5〜6.0 mg/dLであるので[1]，血液透析を導入しても目標値に到達しない場合には，下記リン吸着薬を処方する．

●処方例

一般名（商品名）	投与量	1日に投与できる用量
沈降炭酸カルシウム（カルタン®）	1回500〜1,000 mg 1日3回（毎食直後）	Ca負荷を避けるために3.0 g/日程度に抑える
炭酸ランタン（ホスレノール®）	1回250〜500 mg 1日3回（毎食直後）	最高用量2,250 mg/日
セベラマー塩酸塩（レナジェル®，フォスブロック®）	1回1〜2 g 1日3回（毎食直前）	最高用量9 g/日
ビキサロマー（キックリン®）	1回500 mg 1日3回（毎食直前）	最高用量7,500 mg/日
クエン酸第二鉄（リオナ®）	1回250〜500 mg 1日3回（毎食直後）	最高用量6,000 mg/日
スクロオキシ水酸化鉄（ピートル®）	1回250 mg 1日3回（毎食直前）	最高用量3,000 mg/日

文献・参考文献

1) 日本透析医学会：慢性腎臓病に伴う腎・ミネラル代謝異常の診療ガイドライン．透析会誌，45：301-356，2012
2) 「CKDG3b〜5患者のための腎障害進展予防とスムーズな腎代替療法への移行に向けた診療ガイドライン」（山縣邦弘/研究代表者，慢性腎不全診療最適化による新規透析導入減少実現のための診療システム構築に関する研究班），2015

第5章　症例から学ぶ電解質異常の診かた・考え方・動き方

2. 緊急性がない症例にどう対処する？
⑧ DKAを伴った低リン血症の症例

塚原知樹

> **症例**
> 50歳女性．2型糖尿病の既往あり外来通院していたが，2週間前にSGLT2阻害薬が追加された．数日の悪心嘔吐が続くため救急外来を受診．
> 体温36.5℃．血圧108/60 mmHg．脈拍110回/分．眼球結膜と眼瞼結膜に異常を認めない．頸静脈怒張みられず．心音は頻脈で整，雑音きかれず．肺野清．腹部は平坦で軟，腸音低下し全体に軽度圧痛あり．浮腫なし．
> 検査所見：WBC 8,680/μL，Hgb 15.4 g/dL，血小板22万/μL．Cr 0.7 mg/dL，BUN 18 mg/dL，Na 138 mEq/L，K 5.2 mEq/L，Cl 101 mEq/L，Ca 8.8 mg/dL，Alb 3.4 g/dL，IP 2.5 mg/dL．血糖279 mg/dL．pH 7.21，pCO$_2$ 25.0 mmHg，HCO$_3$ 10.1 mmol/L．尿ケトン2＋，尿糖4＋，潜血－，タンパク－，比重1.020．
> SGLT2阻害薬に関連した正常血糖DKAとして生理食塩水，インスリンで治療開始したところ，入院翌日のリンが1.9 mg/dL．

1. 緊急性がないと判断した理由

第4章8でも言及したが，重症（1.0 mg/dL未満）な低リン血症，特に血行動態や呼吸筋に影響している例には補充が考慮される．しかし本症例は値も中等症で，目立った症状もみられないので，この時点では緊急性は低いと判断される．糖尿性ケトアシドーシス（DKA）において考慮すべきことは，後述を参照のこと．

2. 本症例の診かた・考え方

DKAで低リン血症がみられることは珍しくなく，本症例のように来院時は正常でもインスリンによる治療などで経過中にリン濃度は低下する．DKAの経過中，10％程度の患者で重度の低リン血症がみられることが知られている[1]．これらの群は血糖が高く腎機能が悪くアシドーシスも重度である[2]から，そうでない群にくらべて予後不良と考えられる．

DKAの治療中の低リン血症に対して，1980年代までに補充の効果を調べた前向き研究がいくつか行われた．しかし死亡率や入院期間に差がなく，却って低カルシウム血症や腎障害などの害がみられた[3]．よって現在，心筋や呼吸筋がおかされるなど重篤な症状がみられる場合を除き，

DKAの治療中の低リン血症に対するルーチンなリン補充は推奨されない．

なお，本症例ではSGLT2阻害薬に関連し最近何かと話題の正常血糖DKAをとりあげたが，正常血糖DKAであっても，通常のDKA同様に低リン血症が起こることが報告されている[4]．治療中の低リン血症には注意が必要である．

3. 本症例への対応

リン補正は食事（約1,000 mg/日）で行い，ほかは通常通りにDKA治療を行った．リン濃度は1.2 mg/dLまで下がったが徐々に改善し，退院時には正常化した．"Less is more."とはよくいったものである．

Advanced Lecture

■ リン補充が推奨されるとき，されないとき

DKA治療中のようにルーチンなリン補充が推奨されない例として，腎移植後があげられる．補充によってリン排泄は却って増悪し，グラフトの石灰化や腎障害をきたす[5]．補充するにしてもできるだけ食事で，という現場が多い（移植後の低リン血症が重症なほど腎生着率がよいというデータもあるほどである[6]）．

文献・参考文献

1) Miller DW & Slovis CM：Hypophosphatemia in the emergency department therapeutics. Am J Emerg Med, 18：457-461, 2000
2) Shen T & Braude S：Changes in serum phosphate during treatment of diabetic ketoacidosis：predictive significance of severity of acidosis on presentation. Intern Med J, 42：1347-1350, 2012
3) Fisher JN & Kitabchi AE：A randomized study of phosphate therapy in the treatment of diabetic ketoacidosis. J Clin Endocrinol Metab, 57：177-180, 1983
4) Shoukat S, et al：Euglycemic Diabetic Ketoacidosis Accompanied by Severe Hypophosphatemia During Recovery in a Patient With Type 2 Diabetes Being Treated With Canagliflozin/Metformin Combination Therapy. Clin Diabetes, 35：249-251, 2017
5) Riella LV, et al：Hypophosphatemia in kidney transplant recipients：report of acute phosphate nephropathy as a complication of therapy. Am J Kidney Dis, 57：641-645, 2011
6) van Londen M, et al：Post-Transplant Hypophosphatemia and the Risk of Death-Censored Graft Failure and Mortality after Kidney Transplantation. Clin J Am Soc Nephrol, 12：1301-1310, 2017

第5章　症例から学ぶ電解質異常の診かた・考え方・動き方

2. 緊急性がない症例にどう対処する？

⑨ CKD患者に生じた高マグネシウム血症の症例

上原温子

> **症例**
> 65歳の男性．糖尿病性腎症によるCKDで外来通院中であった．1カ月前の定期受診時に便秘の訴えがあり，酸化マグネシウム330 mg/日を処方した．1カ月後，定期受診のため外来に訪れた．
> 体温36.5℃．血圧150/90 mmHg．脈拍82回/分．
> 身体所見に特記すべき異常なし．
> 検査所見：赤血球344万/μL，Hb 10.6 g/dL，Ht 30％，白血球7,870/μL，血小板21万/μL．総タンパク6.2 g/dL，アルブミン3.0 g/dL，尿素窒素46 mg/dL，クレアチニン2.6 mg/dL（前回と同じ），尿酸7.6 mg/dL，Na 138 mEq/L，K 5.4 mEq/L，Cl 105 mEq/L．Mg 2.6 mg/dL．

1. 緊急性がないと判断した理由

慢性腎臓病（CKD）患者であり，Mg含有緩下薬は高マグネシウム血症のリスクである．しかし，血清Mg濃度は2.6 mg/dLと軽度の高マグネシウム血症であり，この程度の血清Mg濃度では症候性にはなりえない．明らかな症状がなければ，緊急性はないと考える．

2. 本症例の診かた・考え方

CKD患者に生じた高マグネシウム血症である．酸化マグネシウムの定期内服と腎機能低下というリスクファクターがあり，高マグネシウム血症が生じるのは当然である．このような患者にMg含有製剤を処方するのであれば，血清Mg濃度の定期的なフォローが必須である．また，高マグネシウム血症の症状は**非特異的**であり，全身倦怠感や食思不振，嘔吐など軽微なものもあるため，医療面接も重要である．

3. 本症例への対応

定期的な外来フォローが可能であれば，この程度の高マグネシウム血症は許容できると考えた．しかし，NSAIDsなどの内服や感染症の合併で高齢者やCKD患者は容易に急性腎傷害を発症し，

高マグネシウム血症が悪化する場合があるため，患者には，食欲不振などの体調不良があれば酸化マグネシウム製剤を中止し，早めに病院を受診するようにと指導を行った．

　実際，厚生労働省は2015年10月20日に酸化マグネシウム製剤の高マグネシウム血症に関する注意喚起を改訂する指示を出している．それには，酸化マグネシウム製剤を必要最小限の使用にとどめること，長期投与または高齢者へ投与する場合は定期的に血清Mg濃度を測定すること，嘔吐，徐脈，筋力低下，傾眠などの症状が現れた場合は，服用を中止し，直ちに受診するよう患者に指導することなどが記載されている．

第5章 症例から学ぶ電解質異常の診かた・考え方・動き方

2. 緊急性がない症例にどう対処する？

⑩ コントロール不良の糖尿病を伴った低マグネシウム血症の症例

志水英明

> **症例**
> 49歳の男性．以前より糖尿病を指摘されていたが受診中断していた．最近むくみが出現したため外来受診．血液検査で腎機能障害あり，低マグネシウム血症を認めた．
> 血圧 200/107 mmHg，脈拍 84回/分，呼吸数 16回/分，全身の浮腫を認めた．
> 検査所見：総タンパク 4.8 g/dL，Alb 1.9 g/dL，AST 14 IU/L，ALT 10 IU/L，LDH 324 IU/L，CPK 232 IU/L，Glu 133 mg/dL，Na 145 mEq/L，K 3.3 mEq/L，Cl 109 mEq/L，BUN 23.8 mg/dL，Cr 2.38 mg/dL，補正 Ca 9.7 mg/dL，Mg 1.6（1.9〜2.5）mg/dL，HbA1c 7.3％
> ECG：異常なし．

1. 緊急性がないと判断した理由

不整脈もなく，テタニー（Trousseau徴候など）もなく自覚症状もないため緊急性はない．

2. 本症例の診かた・考え方

本症例は治療を中断していたコントロール不良の糖尿病である．低マグネシウム血症はコントロール不良の糖尿病では比較的みられる現象である．緊急性はないが低マグネシム血症では膵臓β細胞の活性低下やインスリン抵抗性をきたすため American Diabetes Association (ADA) は低マグネシウム血症を合併した糖尿病ではマグネシムを補充することを提唱している[1, 2]．
2型糖尿病性腎症の観察研究では低マグネシウム血症が末期腎不全のリスクファクターであることが報告されている[3]．

3. 本症例への対応

通常マグネシウム製剤は1日あたりに投与するMgとして300 mg以上では下痢を起こす可能性があるため，300 mgを超えない量を投与する[4]．マグネシウムは腎臓から排泄されるため，本症例のように腎機能障害を伴っている場合は少量からの投与とし，投与数日後に血清Mgを測定し用量を調節した．

腎機能障害例や高齢者に投与する場合には高マグネシウム血症の恐れがあるため投与開始後は必ず血清Mgを測定する．

本症例では，糖尿病性腎症によるネフローゼ状態となっており高度の全身浮腫と下痢を伴っていたため経口のマグネシウム製剤を少量より投与を開始し，定期的に血清Mg値を測定し治療を行った．腎障害を伴っている場合のMg投与については腎臓内科にコンサルトが望ましい．

文献・参考文献

1) Gommers LM, et al：Hypomagnesemia in Type 2 Diabetes：A Vicious Circle? Diabetes, 65：3-13, 2016
2) Pham PC, et al：Hypomagnesemia in patients with type 2 diabetes. Clin J Am Soc Nephrol, 2：366-373, 2007
3) Sakaguchi Y, et al：Hypomagnesemia in type 2 diabetic nephropathy：a novel predictor of end-stage renal disease. Diabetes Care, 35：1591-1597, 2012
4) 志水英明：MgおよびZn濃度の異常．medicina, 54：317-322, 2017

索引 Index

数字

5％ブドウ糖液 ………………… 120, 150
5％ブドウ糖液投与 ………………… 153

欧文

A～F

Addison病 ………………………… 66
ADH ……………………………… 58
ADH（抗利尿ホルモン）の非浸透圧刺激
………………………………… 154
Adrogue–Madias式（A-M式）…… 61
AG正常な代謝性アシドーシス …… 65
AKI ……………………………… 42
AS ……………………………… 151
AVP分泌負荷試験 ……………… 55
Ca感知受容体 ………………… 104
CHDF …………………………… 105
Chvostek徴候 …………… 16, 108
CKD-MBD ……………………… 169
CKD診療ガイド 2012 ………… 156
CO_2 ナルコーシス …………… 152
continuous hemodiafiltration …… 105
DDAVP ………………………… 148
DKA …………………………… 172

ENaC …………………………… 73
epsom salt …………………… 103
Fanconi症候群 ………………… 97
familial hypocalciuric hypercalcemia
………………………………… 104
FEK …………………………… 129
FEMg ………………………… 104
FEP …………………………… 92
FGF23 ………………………… 99
FHH …………………………… 104
fibroblast growth factor 23 …… 168

H～Q

HHM ………………… 45, 79, 133
hungry bone（飢餓骨）症候群
（syndrome） …… 85, 98, 136, 166
Klotho ………………………… 100
KN1号輸液 …………………… 150
litmann sign …………………… 25
LOH …………………… 79, 133
Mg負荷試験 …………………… 111
NaCl喪失 ……………………… 54
ODS …………………………… 62
oncologic emergency ………… 137
PAC/PRA比 ………………… 132
PTH関連タンパク …………… 133
PTHrP ………………………… 133
QT延長 ……………………… 132

R～X

RA系阻害薬 ………………… 156
RALES試験 ………………… 158
RANKL ……………………… 134

rebound hypermagnesemia …… 105
Refeeding症候群 ……… 18, 34, 98
ROMK ………………………… 71
RSWS ………………………… 44
SIADH ……………… 42, 43, 123
T波の増高 …………………… 64
TLS ………………………… 47, 137
TmP/GFR …………………… 92
torsades de pointes ………… 144
Trousseau徴候 ………… 16, 108
tumor lysis syndrome ……… 137
U波 …………………………… 26
XLH ………………………… 100

和文

あ行

悪性腫瘍 ……………………… 79
アシデミア …………………… 152
アルコール依存 ……………… 96
アルドステロン ……………… 66
医原性の高カリウム血症 …… 160
意識障害 …………………… 143
維持血液透析患者 …… 125, 127
イレウス …………………… 119
インスリン不足 ………… 65, 68
エリスロポエチン …………… 104
塩類喪失症候群 ……………… 44
横紋筋融解症 ………………… 90

か行

家族性低カルシウム尿性高カルシウム
　血症 ……………………………… 104
顎骨壊死 ………………………………… 81
活性型ビタミンD …………………… 168
活性型ビタミンD製剤 ……………… 167
カルシウム・アルカリ症候群
　……………………………… 32, 103
間欠的血液透析 ……………………… 105
甘草 ……………………………………… 74
希釈尿 ………………………………… 149
偽性高カリウム血症 …………………… 66
偽性高マグネシウム血症 …………… 104
偽性低リン血症 ………………………… 98
急性腎障害 …………………… 137, 159
急性腎不全 ……………………………… 42
グルコース・インスリン療法
　………………………… 125, 159, 160
グルコン酸カルシウム …… 66, 125, 127
痙攣 …………………………………… 116
血圧低下 ……………………………… 143
血液透析 ……………………… 68, 171
血清Naの補正 ………………………… 56
検査所見 ………………………………… 10
原発性アルドステロン症 …………… 131
原発性副甲状腺機能亢進症
　………………………… 79, 82, 97, 165
高・低マグネシウム血症 ……………… 26
口渇 ……………………………………… 58
高カリウム血症 ……………… 20, 23, 32
高カルシウム血症 ……… 20, 26, 32, 78
高ナトリウム血症
　……… 52, 116, 117, 118, 148, 153
高ナトリウム血症の症状 ……………… 53
高尿酸血症 …………………………… 137
抗利尿ホルモン ………………………… 58
高リン血症 ………………… 89, 137, 170
骨格筋 …………………………………… 65

さ行

サイアザイド系利尿薬 …………… 30, 31
細胞外液 ……………………… 117, 149
細胞外液量の評価 ……………………… 53
細胞内脱水 ……………………………… 52
弛緩性四肢麻痺 ……………………… 103
持続的血液濾過透析 ………………… 105
自由水 ………………………… 117, 120, 149
自由水欠乏量 ………………………… 119
自由水欠乏量の評価 …………………… 56
自由水喪失 ……………………………… 54
腫瘍性骨軟化症 ………………………… 97
腫瘍崩壊症候群 ……………… 47, 90, 137
循環不全 ……………………………… 118
小腸閉塞 ……………………………… 118
徐脈 ……………………………… 15, 64, 143
ジルコニウムナトリウム環状ケイ酸塩
　………………………………………… 68
心筋 ……………………………………… 65
神経筋毒性 …………………………… 101
心室細動 ………………………………… 64
腎性尿崩症 ……………………………… 79
身体所見 ………………………………… 10
浸透圧刺激 ……………………………… 59
浸透圧性脱髄症候群 …………………… 62
心毒性 ………………………………… 101

た行

深部腱反射が低下 …………………… 103
深部腱反射消失 ……………………… 143
頭蓋内圧亢進 ………………………… 122
正常血糖DKA ……………………… 173
生理食塩水 …………………………… 105
線維芽細胞増殖因子 ………………… 168
全身症状 ………………………………… 16

体液過剰 ……………………………… 152
代謝性アルカローシス ……………… 32, 33
代謝性アルカローシスABCD ……… 109
大動脈弁狭窄症 ……………………… 151
担癌患者 ………………………………… 42
中枢性尿崩症 ………………………… 148
低イオン化カルシウム血症 …… 85, 135
低カリウム血症 ……………… 20, 25, 70
低カルシウム血症 …… 20, 26, 89, 162
低ナトリウム血症 …………… 30, 31, 58
低マグネシウム血症
　……………………… 34, 74, 107, 162
低マグネシウム血症の原因 ………… 108
低マグネシウム血症の診断 ………… 111
低リン血症 ……………………………… 34
デノスマブ …………………… 81, 134
テント状T波 …………………………… 24

な行

肉芽腫性疾患 ………………… 80, 82
乳酸リンゲル液 ……………………… 120
尿崩症 …………………………………… 54
脳浮腫 …………………………………… 56

は行

肺水腫 …………………………………… 151
バイタルサイン ………………………… 10
バソプレシン ………………………… 53, 124
パチロマー ……………………………… 68
皮質部集合管 …………………………… 71
非浸透圧刺激 …………………………… 59
ビスホスホネート ………………… 81, 134
肥大型心筋症 …………………………… 152
ビタミンD ……………………………… 84
ビタミンD欠乏 ………………………… 97

不感蒸散 …………………………… 57, 119
副甲状腺ホルモン ……………………… 84
不整脈 …………………………………… 116
フロセミド …………………………… 105, 153
平滑筋 …………………………………… 65
便秘 ……………………………………… 103
房室ブロック …………………………… 65

ま行

マグネシウム製剤の種類 ……………… 112
慢性腎臓病 ……………………………… 170

慢性腎臓病患者 ………………………… 156

や行

陽イオン交換樹脂 …………………… 68, 157
溶血 ……………………………………… 104

ら行

リチウム ………………………………… 104
リン吸着薬 ……………………………… 171
ループ利尿薬 …………………………… 68

■執筆者一覧

■編 集

今井直彦	川崎市立多摩病院腎臓・高血圧内科

■執筆（掲載順）

今井直彦	川崎市立多摩病院腎臓・高血圧内科
大迫希代美	川崎市立多摩病院腎臓・高血圧内科
孫　楽	聖路加国際病院腎臓内科
水野　篤	聖路加国際病院循環器内科
龍華章裕	名古屋大学大学院医学系研究科病態内科学講座腎臓内科学
小板橋賢一郎	聖マリアンナ医科大学腎臓・高血圧内科
宮内隆政	聖路加国際病院腎臓内科
佐々木 彰	飯塚病院腎臓内科／臨床研究支援室
座間味 亮	琉球大学循環器・腎臓・神経内科学
加藤規利	名古屋大学医学部附属病院腎臓内科
駒場大峰	東海大学医学部内科学系腎内分泌代謝内科
河原崎宏雄	稲城市立病院腎臓内科
谷澤雅彦	聖マリアンナ医科大学腎臓・高血圧内科
塚原知樹	つくばセントラル病院腎臓内科
上原温子	聖マリアンナ医科大学横浜市西部病院腎臓・高血圧内科
志水英明	大同病院腎臓内科
米谷拓朗	飯塚病院腎臓内科

編者プロフィール

今井直彦（Naohiko Imai）

川崎市立多摩病院腎臓・高血圧内科

1999年	慶應義塾大学医学部卒業
	慶應義塾大学病院内科研修医
2001年	東京歯科大学市川総合病院内科
2003年	慶應義塾大学腎臓内分泌代謝内科
2005年	コロンビア大学セントルークス・ルーズベルト病院内科レジデント
2008年	ミネソタ大学腎臓高血圧内科フェロー
2011年	聖マリアンナ医科大学腎臓・高血圧内科
2016年	川崎市立多摩病院腎臓・高血圧内科
	聖マリアンナ医科大学腎臓・高血圧内科　講師

【所属学会】日本内科学会，日本腎臓学会，日本透析医学会など

電解質異常の診かたはどの科に進むにせよ研修医として必ず習得しておくべきことの1つです．この本をきっかけに電解質に興味をもち，さらに詳しく勉強したいと思っていただけましたら幸いです．聖マリアンナ医科大学腎臓・高血圧内科ではそんな皆様を常にお待ちしています！お気軽にまずは御連絡ください．

レジデントノート　Vol.20　No.2（増刊）

電解質異常の診かた・考え方・動き方
緊急性の判断からはじめる First Aid

編集／今井直彦

レジデントノート増刊

Vol. 20　No. 2　2018〔通巻258号〕
2018年4月10日発行　第20巻　第2号
ISBN978-4-7581-1606-0
定価　本体4,700円＋税（送料実費別途）

年間購読料
24,000円＋税（通常号12冊，送料弊社負担）
52,200円＋税（通常号12冊，増刊6冊，送料弊社負担）
郵便振替　00130-3-38674

© YODOSHA CO., LTD. 2018
Printed in Japan

発行人　一戸裕子
発行所　株式会社 羊 土 社
　　　　〒101-0052
　　　　東京都千代田区神田小川町2-5-1
　　　　TEL　03（5282）1211
　　　　FAX　03（5282）1212
　　　　E-mail　eigyo@yodosha.co.jp
　　　　URL　www.yodosha.co.jp/
装幀　　野崎一人
印刷所　広研印刷株式会社
広告申込　羊土社営業部までお問い合わせ下さい．

本誌に掲載する著作物の複製権・上映権・譲渡権・公衆送信権（送信可能化権を含む）は（株）羊土社が保有します．
本誌を無断で複製する行為（コピー，スキャン，デジタルデータ化など）は，著作権法上での限られた例外（「私的使用のための複製」など）を除き禁じられています．研究活動，診療を含み業務上使用する目的で上記の行為を行うことは大学，病院，企業などにおける内部的な利用であっても，私的使用には該当せず，違法です．また私的使用のためであっても，代行業者等の第三者に依頼して上記の行為を行うことは違法となります．

JCOPY　〈（社）出版者著作権管理機構　委託出版物〉
本誌の無断複写は著作権法上での例外を除き禁じられています．複写される場合は，そのつど事前に，（社）出版者著作権管理機構（TEL 03-3513-6969，FAX 03-3513-6979，e-mail : info@jcopy.or.jp）の許諾を得てください．

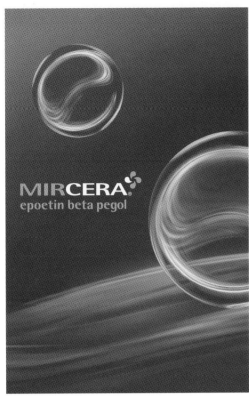

持続型赤血球造血刺激因子製剤　薬価基準収載
生物由来製品、劇薬、処方箋医薬品(注)

ミルセラ® 注シリンジ

25μg、50μg、75μg、
100μg、150μg、200μg、250μg

MIRCERA® Injection Syringe
25μg, 50μg, 75μg, 100μg, 150μg, 200μg, 250μg

エポエチン ベータ ペゴル（遺伝子組換え）注
®F.ホフマン・ラ・ロシュ社（スイス）登録商標

注）注意―医師等の処方箋により使用すること

※効能・効果、用法・用量、禁忌を含む使用上の注意等については、製品添付文書をご参照下さい。
https://www.chugai-pharm.co.jp/

製造販売元　中外製薬株式会社
〒103-8324 東京都中央区日本橋室町2-1-1
Roche ロシュ グループ

〔資料請求先〕メディカルインフォメーション部
TEL.0120-189706 FAX.0120-189705

2018年2月作成

闘魂外来　―医学生・研修医の君が主役！
病歴・フィジカルから情報検索まで
臨床実践力の鍛え方を伝授します

徳田安春／編
定価（本体3,000円＋税）　B5判　206頁　ISBN 978-4-7581-1825-5

超人気！実践型実習の熱いレクチャーが書籍化．病歴・フィジカルの基本から画像・検査選択の考え方，医師として成長し続けるための極意までカリスマ指導医が燃えるパッションで君を導く！臨床で活きるパールも満載．

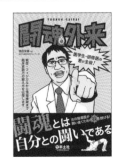

改訂版 ステップビヨンドレジデント1
救急診療のキホン編 Part1
心肺蘇生や心電図、アルコール救急、ポリファーマシーなどにモリモリ強くなる！

林　寛之／著
定価（本体4,500円＋税）　B5判　400頁　ISBN 978-4-7581-1821-7

全面改稿＆大幅ボリュームアップで帰ってきた，大人気シリーズ第1巻の待望の改訂版！救急診療でまず身につけたい技と知識を，おなじみの"ハヤシ節"と最新の世界標準のエビデンスでやさしく伝授します！

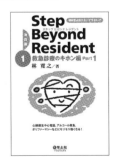

発行　羊土社
〒101-0052　東京都千代田区神田小川町2-5-1　TEL 03(5282)1211　FAX 03(5282)1212
E-mail：eigyo@yodosha.co.jp　URL：www.yodosha.co.jp/

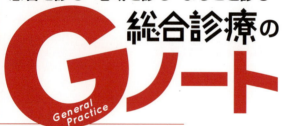